LA DIÉTÉTIQUE DU DIABÈTE

Diabète : la solution est dans votre assiette

C'est naturel, c'est ma santé

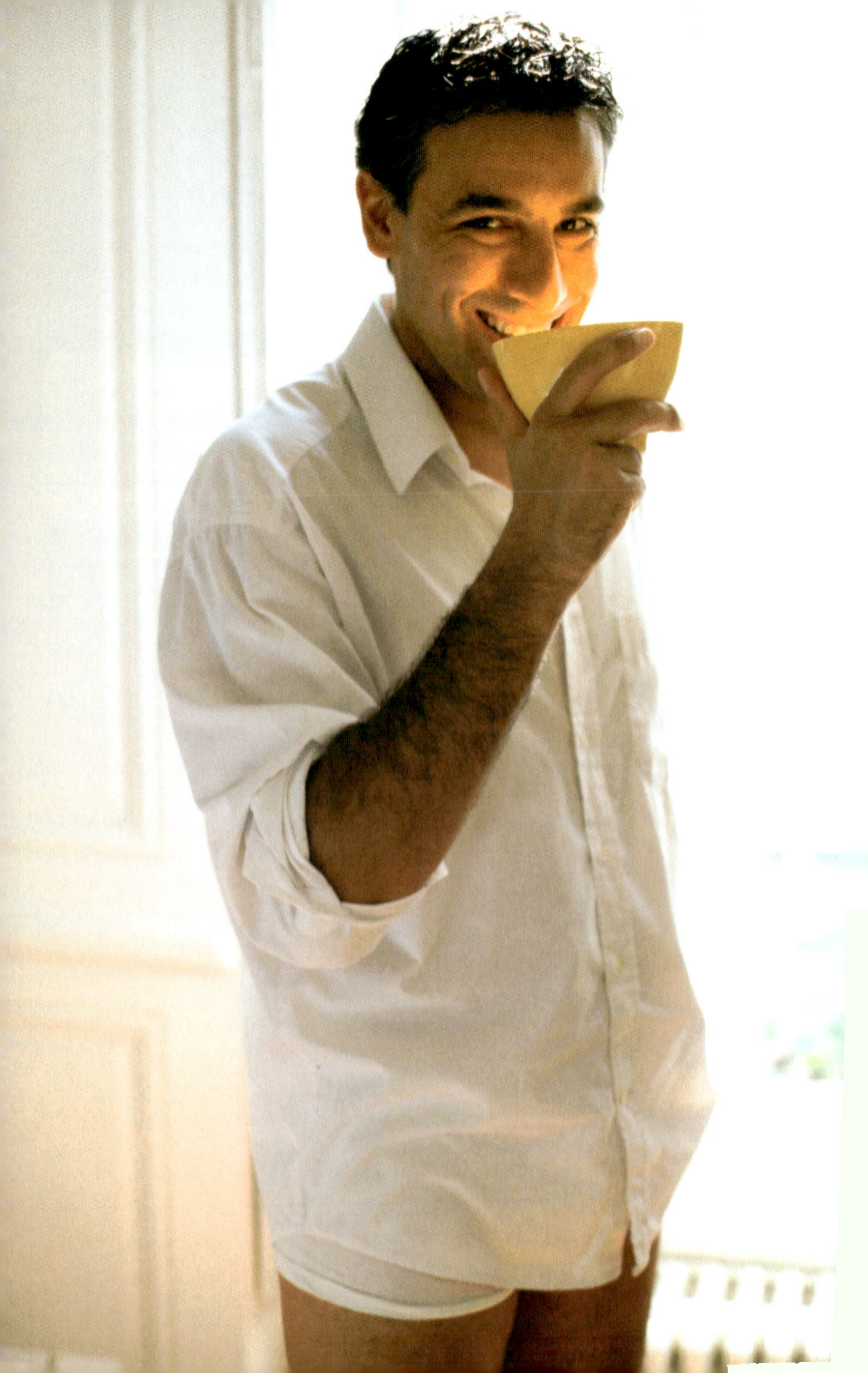

LA DIÉTÉTIQUE DU DIABÈTE

Diabète : la solution est dans votre assiette

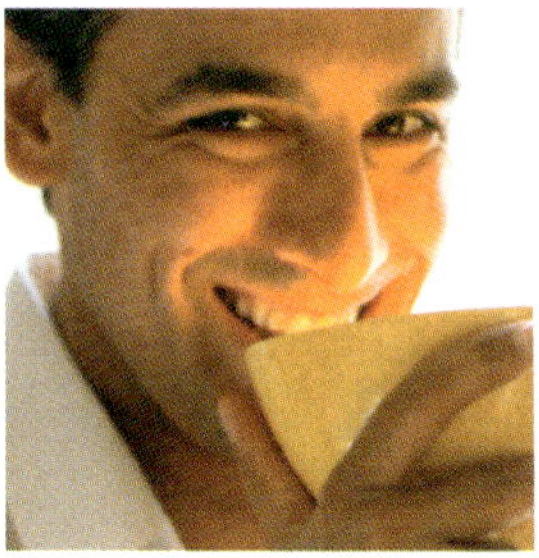

Dr Eric Ménat

Editions Alpen

Alpen Éditions
Pastor Center
7, rue du Gabian
98000 Monaco

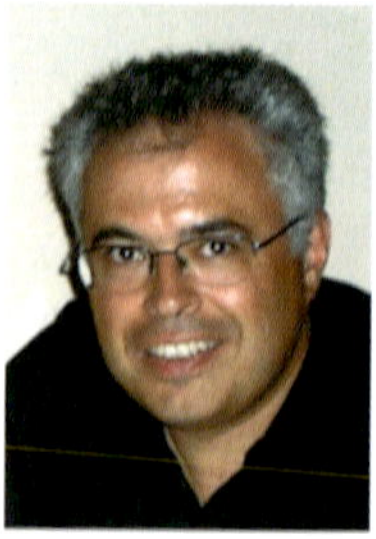

Eric Ménat est docteur en médecine, diplômé de la faculté Necker – Enfants Malades de Paris. Spécialisé en homéopathie, phytothérapie et nutrition, il est membre fondateur de l'Association médicale internationale de recherche et d'études du comportement alimentaire (AMIRECA) et de la Fédération médicale française des médecines naturelles (FMFMN). Il enseigne la nutrition et la phytothérapie à la faculté de médecine de Bobigny

Du même auteur :
Je nourris mon enfant. Éditions Alpen, Monaco.
Maigrir après 40 ans. Éditions Alpen, Monaco.

Crédits photos :
Eye Wire, Goodshoot,
Photo Disc, Photo Alto.

Dépôt légal : 1er semestre 2006
ISBN : 2-914923-13-9
Imprimé en France 1er semestre 2006
par Clerc s.a.s - 18200 Saint-Amand-Montrond

Introduction

Pendant des siècles, les épidémies, fléaux de l'humanité, étaient principalement dues à des microbes : peste, lèpre, tuberculose…
Depuis laseconde moitié du XXe siècle, les données ont évolué. Si, dans les pays en voie de développement, les principales pathologies sont toujours liées aux infections (SIDA compris) et à la famine, les pays « du Nord » ont vu apparaître de nouveaux fléaux et de nouvelles épidémies liés aux erreurs alimentaires.
Après les années 50, nous avons dû faire face à de multiples révolutions : industrielle, culturelle, sexuelle même et depuis 1968 nous savons bien qu'il est interdit d'interdire. Alors nous voulons tout, tout de suite. Même si l'espérance de vie a considérablement augmenté, si l'âge de la retraite recule et s'il y a donc plus de temps pour « profiter de la vie », l'Homme en veut toujours plus.
Sur le plan alimentaire, cela finit par se traduire par plus de poids, plus de cholestérol et plus de diabète.

Conséquences de l'ère industrielle : nous nous laissons influencer par la publicité, nos goûts sont modifiés par l'industrie alimentaire pour nous amener à consommer plus. Cela réussit bien aux entreprises puisque l'alimentation en France représente plus de la moitié du P.I.B. (Produit intérieur brut).

AVERTISSEMENT

Les informations contenues dans ce livre ne peuvent pas remplacer un avis autorisé.
Avant toute automédication, consultez un médecin ou un pharmacien qualifié.

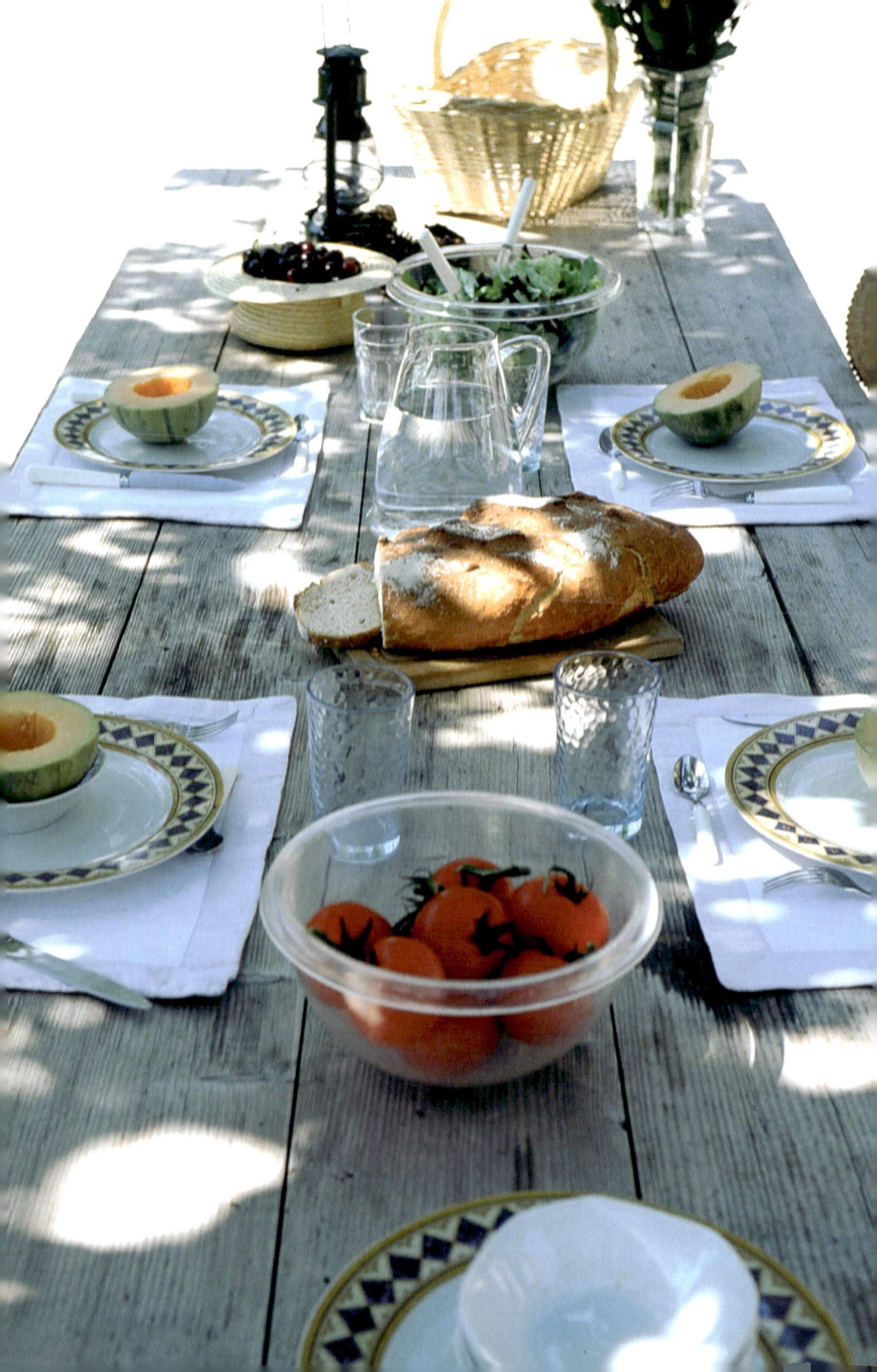

Mais, dans le même temps, une véritable épidémie non infectieuse est en train de s'abattre sur les pays riches. Elle s'appelle OBÉSITÉ ! Et ce fléau est toujours accompagné de ses complices : dyslipidémie, maladies cardio-vasculaires et surtout DIABÈTE.
À vous, consommateur mais aussi malade potentiel, de prendre vos responsabilités et de revenir à plus de cohérence. Prenez le temps de vivre, choisissez la qualité et l'hygiène de vie plutôt que le plaisir immédiat et non réfléchi, ne vous laissez plus influencer par les vendeurs de rêve et retrouvez le sens de la nature.
Ce petit ouvrage sur le diabète est avant tout fait pour les patients qui ne savent pas toujours s'y retrouver dans la jungle des conseils diététiques. Mais sa vocation est également de faire prendre conscience aux bien portants de l'importance de la prévention.

Des chiffres trompeurs : avec l'augmentation de l'espérance de vie une nouvelle notion apparaît : l'espérance de vie EN BONNE SANTÉ. Les Etats-Unis qui ont la réputation d'un pays où l'on vit vieux et bien soigné, ont le triste privilège d'être au même niveau que Cuba quand on parle de cette espérance de vie en bonne santé. L'hygiène de vie est pour beaucoup dans ce résultat. La France est encore dans le peloton de tête, mais pour combien de temps ?
À nous de prendre en main notre santé pour ajouter de la vie aux années et non pas des années à la vie.

TABLE DES MATIÈRES

COMPRENDRE LE DIABÈTE

Diabète : l'épidémie

En 1995, le nombre de diabétiques dans le monde était de 135 millions et on en prévoit le double en 2015. Nous sommes donc bien dans la situation d'une épidémie et l'OMS (Organisation mondiale de la santé) parle de fléau qui doit être absolument enrayé.

L'IMC, indice de masse corporelle est aujourd'hui l'indice de référence pour définir l'obésité. Il se calcule en divisant le poids (en kg) par la taille « au carré » (en m²) Les normes données par l'OMS sont :
20 à 25 : normal
25 à 30 : surpoids
> 30 : obésité
> 35 : obésité sévère
> 40 : obésité morbide

Un ennemi de l'ombre

Il a fallu des siècles pour que les scientifiques découvrent les microbes et donnent ainsi une explication aux épidémies comme la peste ou le choléra. Puis ils ont trouvé les moyens de combattre ces fléaux.
Qu'en est-il pour le diabète ?
Nous verrons tout au long de cet ouvrage que nous connaissons d'ores et déjà les causes et les conséquences du diabète ainsi que les moyens pour les combattre. Alors pourquoi sommes-nous si inquiets de la prolifération de la maladie, pourquoi n'arrive-t-on pas à lutter efficacement contre son évolution ?
Tout simplement parce que l'ennemi c'est nous-mêmes et la société que nous bâtissons. Et si nous pouvons, sans état d'âme, détruire un ennemi étranger comme une bactérie ou un virus, il est beaucoup plus difficile de lutter contre nos propres perversions.

Des chiffres incroyables

Pour comprendre l'épidémie diabétique, il faut étudier d'autres chiffres et en particulier l'augmentation de l'obésité. Cette « maladie » est définie par un « Indice de

Masse Corporelle » (IMC) supérieur à 30. Au dessus de 40, on parle de super-obésité.
Eh bien aux États-Unis cette super-obésité est passée de 3,1 % de la population en 1970 à 11,4 % en 2000 (3 fois plus en 30 ans). Et même si la France est moins touchée par ce phénomène, elle est en train de rattraper son retard.
Dans l'hexagone, l'obésité (IMC > 30) ne touche « que » 8,5 % de la population (contre près de 25 % aux États-Unis), mais un tiers des Français est déjà en surpoids (IMC > 25).

Plus inquiétant, la super-obésité chez l'enfant, même si elle est moindre qu'aux États-Unis, a tout de même triplé en 20 ans.

Nos enfants : les diabétiques de demain

L'obésité de l'enfant, en France, suit donc à peu près les mêmes courbes que l'obésité des adultes aux États-Unis. C'est pourquoi, si nous ne faisons rien pour contrer ce phénomène, nous aurons rejoint les taux d'obésité américaine dans 20 ans et le diabète deviendra bien ce fléau qui nous menace.
Mais qui est responsable du surpoids des enfants ? Il faut bien l'admettre : les adultes. D'abord les parents qui oublient le rôle éducatif fondamental qu'ils doivent avoir sur l'alimentation de leur progéniture. Et puis la télévision qui entraîne une sédentarité inquiétante chez les jeunes tout en déversant heure après heure des publicités vantant une alimentation de plus en plus grasse et sucrée.

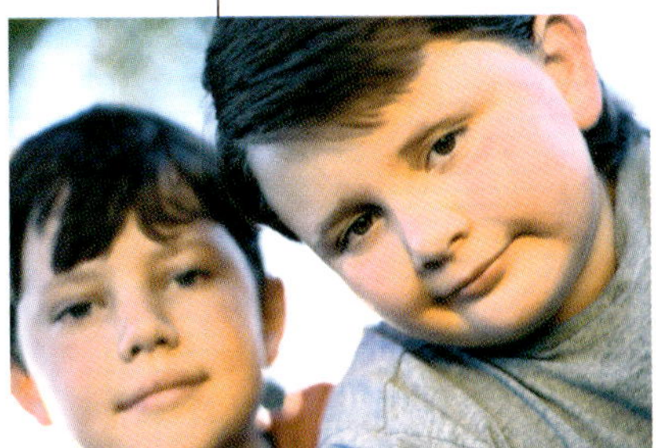

Diabète de l'enfant : l'impensable est en train de se produire.

Ça y est ! nous avons réussi à « créer » un diabète gras chez l'enfant. Après les américains qui sont toujours en avance, les premiers cas européens ont été décrits chez quatre adolescents anglais obèses. Avant, il fallait 40 ans pour créer un diabète gras mais la science progresse toujours grâce à l'apport de l'industrie alimentaire. À quand les bébés diabétiques ?

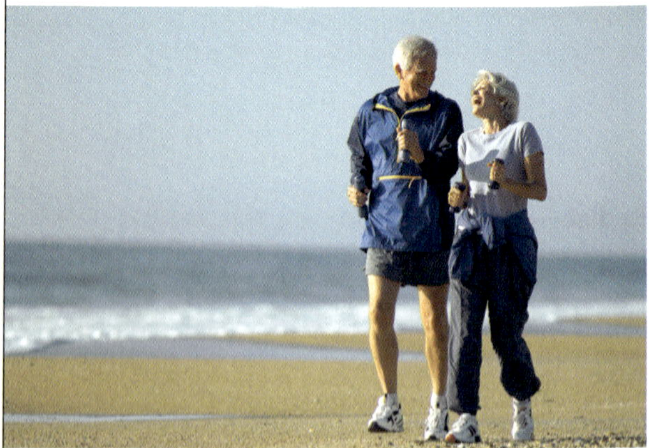

Les deux diabètes

Avant de commencer à voir en détail les causes et les conséquences du diabète, il faut bien comprendre la différence entre les diabètes de type I et de type II.

Au fait, c'est quoi le diabète ?

Sur le plan étymologique, le diabète définit une augmentation anormale de l'élimination d'urine. Avant l'apparition des moyens techniques permettant le dosage du glucose, les médecins « goûtaient » l'urine de leurs patients.
Ils ont ainsi différencié :

- le diabète sucré qui est la maladie dont nous parlons ici ;
- le diabète insipide qui est une maladie très différente, aux causes multiples, se caractérisant par une augmentation de la diurèse sans présence de sucre.

Diagnostic du diabète

Le diabète sucré était donc défini par la présence de sucre dans les urines, seul moyen d'en faire le diagnostic car chez un sujet sain, les urines ne contiennent pas de sucre. Aujourd'hui, le diabète est défini par un taux de sucre dans le sang (ou glycémie) supérieur à 1,26 g/l car il a été démontré que c'est à partir de ce taux que les complications du diabète peuvent apparaître.

Le diabète de type I

C'est le diabète insulino-dépendant ou DID. Comme son nom l'indique, si l'on est atteint de cette maladie, on devient dépendant d'un apport en insuline car le corps n'est plus capable d'en fabriquer.
On doit donc s'injecter plusieurs fois par jour une dose précise d'insuline pour compenser la carence de l'organisme, le régime n'étant absolument pas suffisant pour contrôler la maladie.
Le DID est une maladie essentiellement génétique qui démarre souvent chez le sujet jeune.

Le diabète de type II

On l'appelle aussi diabète non insulino-dépendant (DNID) pour le différencier du précédent. Dans ce cas, le pancréas continue à sécréter de l'insuline mais cette hormone est devenue moins efficace.
Le malade doit donc faire un régime pour réduire sa glycémie. Si ce régime n'est pas suffisant, il devra prendre des médicaments.

Le DNID est parfois appelé « diabète gras » du fait de son lien étroit avec l'obésité et touche surtout les individus après 50 ans. Un patient atteint d'un DNID peut évoluer vers un DID si la prise en charge médicale n'est pas suffisante ou s'il ne suit pas son régime correctement.

Dans cet ouvrage, il sera essentiellement question du DNID qui représente ce fléau dont nous avons parlé précédemment.

Le DID, une maladie rare mais tellement invalidante

Il y a environ 1 DID pour 10 DNID. Le pancréas ne pouvant pas être « réparé », on doit se soigner toute la vie avec 2 à 3 injections par jour et un régime très strict. Même si ce traitement est efficace, cette pathologie est un véritable handicap.

La vitamine D au secours des diabétiques

Une étude publiée en 2002 vient confirmer que la prise quotidienne de vitamine D durant notre première année de vie réduit de 80 % le risque de diabète de type 1 par rapport aux enfants qui n'en prennent pas suffisamment. La dose optimale serait de 2 000 UI par jour de vitamine D.

La régulation de la glycémie

Le métabolisme du sucre dans l'organisme est bien connu et les mécanismes qui conduisent au diabète sont assez simples. Plus d'éducation au sein de la population permettrait certainement de faire reculer cette maladie.

Le glucose : notre carburant

Le sucre est un élément essentiel dans le fonctionnement de notre organisme. C'est la source d'énergie presque exclusive du cerveau et le muscle n'est jamais aussi performant que lorsqu'il en a suffisamment à sa disposition.

Paradoxalement pour un élément aussi vital, l'organisme tolère très mal de grandes variations de la glycémie :

En cas d'hypoglycémie (concentration de sucre dans le sang trop basse), le cerveau souffre et nous ressentons un malaise pouvant aller jusqu'à la perte de connaissance.

En cas d'hyperglycémie, différents mécanismes de sécurité se mettent en place dont l'élimination partielle de l'excès de sucre par les urines. Si ces moyens de défense sont dépassés, c'est le coma diabétique, potentiellement mortel.

Quand parle-t-on de diabète ?

La glycémie idéale est située entre 0,9 g/l et 1 g/l et la normale comprise entre 0,75 et 1,10 g/l. C'est à partir de 1,26 g/l que l'on parle de diabète car dès ce taux, le glucose commence à faire des dégâts dans l'organisme et à entraîner des complications bien plus graves qu'une hypo- ou une hyperglycémie.

Le pancréas : centre de régulation de la glycémie

Le pancréas est un organe à double fonction :

- le pancréas « exocrine » fabrique des enzymes digestives qui sont ensuite déversées dans l'intestin pour participer à la digestion ;

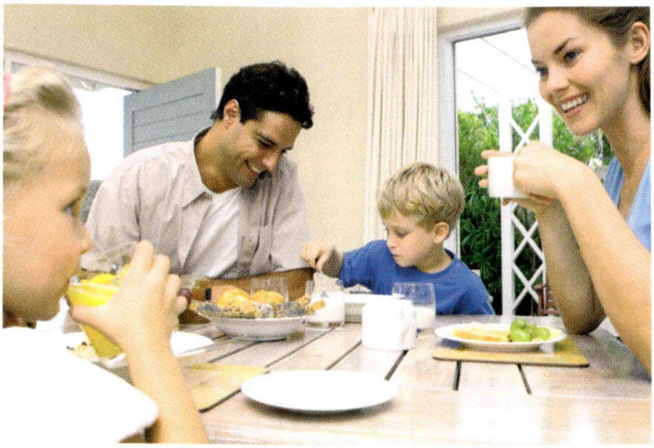

• le pancréas « endocrine », qui nous concerne aujourd'hui, synthétise deux hormones qui passeront dans le sang pour réguler le taux de sucre :

- **le glucagon** qui fait augmenter la glycémie quand elle devient trop basse en transformant les graisses en sucre ;
- **l'insuline** qui fait baisser la glycémie quand cela est nécessaire en faisant rentrer le sucre dans les cellules graisseuses (les adipocytes) où il est transformé en graisses de stockage (les triglycérides).

Le diabète : une maladie sournoise

Le diabète s'installe lentement. Le glucose ingéré est mal utilisé, soit parce que le pancréas n'assure pas sa fonction, soit parce que les cellules ne sont plus sensibles à l'insuline. Normalement, le glucose qui est en excès dans le sang doit rentrer dans les cellules de l'organisme pour être utilisé ou stocké.

Quand ces mécanismes sont moins efficaces, le diabète apparaît. D'abord par intermittence, surtout après les repas puis de façon permanente.

Mais on ne le ressent pas, car si l'hypoglycémie est source de malaise, l'hyperglycémie n'entraîne pas de symptômes quand elle est inférieure à 1,80 g/l.

C'est pourquoi le dépistage par des prises de sang est indispensable pour ne pas arriver « trop tard ».

L'adipocyte : organe central de la régulation de la glycémie

On parle toujours du pancréas mais les cellules graisseuses ont un rôle essentiel car elles vont capter la majeure partie du sucre en excès dans le sang. C'est pourquoi nous grossissons quand nous en consommons trop. Et quand ces adipocytes sont pleins de graisse, ils perdent leur sensibilité à l'insuline et captent moins de glucose. C'est une des causes d'apparition du diabète.

Pourquoi devient-on diabétique ?

Les diabètes de type I et de type II sont des maladies totalement différentes même si, finalement, elles aboutissent à un mauvais fonctionnement du pancréas.

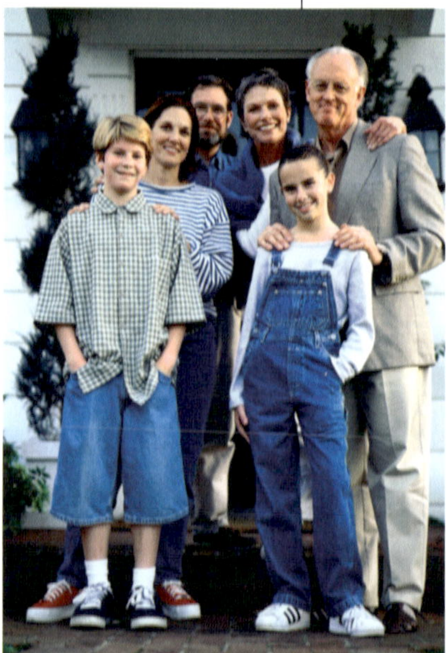

Le poids de la génétique

Que ce soit dans le DID ou le DNID, les antécédents familiaux de diabète sont des facteurs de risque majeurs d'apparition de la maladie chez les descendants. C'est pourquoi la prévention doit être plus attentive dans les familles à risque.

Le DID : une maladie auto-immune

Le diabète de type I touche surtout les jeunes. Il est lié à une destruction plus ou moins totale des cellules du pancréas qui fabriquent l'insuline : les cellules bêta des îlots de Langerhans. Cette destruction est liée à un dysfonctionnement du système immunitaire. Pour des raisons encore mal connues, l'organisme fabrique des anticorps qui détruisent ses propres cellules pancréatiques (on appelle cela un phénomène auto-immun). La production d'insuline devient nulle et le diabète apparaît de façon malheureusement définitive car on ne sait pas « réparer » le pancréas. Le seul traitement est alors l'insuline.

Les causes exactes du DID sont mal connues mais nous savons qu'il est d'origine génétique et qu'il est très difficile de prévenir son apparition.

Le DNID : deux causes interagissent

1. L'organisme ne réagit plus aussi bien aux sécrétions d'insuline.

La cause principale est connue : l'obésité ! Les adipocytes gorgés de graisse deviennent progressivement insensibles à l'insuline. Le sucre ne pouvant plus pénétrer dans ces cellules, il s'accumule dans le sang.

Au début, cela se fait de façon insidieuse. On appelle ce phénomène « l'intolérance au glucose » ou « pré-diabète ». La glycémie à jeun est normale mais quand on mange trop de sucre, cette glycémie s'élève anormalement. À ce stade, tout est encore réversible grâce à un régime adapté.
Puis un vrai diabète va apparaître malgré une sécrétion d'insuline normale voire élevée.

Ce mécanisme est le plus fréquent au début de la maladie et on comprend mieux pourquoi l'obésité fait le lit du diabète et pourquoi les fréquences de ces deux maladies suivent des courbes parallèles.

Un DNID peut devenir insulino-dépendant

Dans le DID, le pancréas est détruit d'emblée. Dans le DNID, c'est à l'épuisement progressif du pancréas endocrine que nous assistons. Ce phénomène, heureusement tardif et évitable, peut obliger un patient âgé, diabétique depuis de longues années, à se traiter par injections d'insuline.

2. Le pancréas va « s'épuiser » progressivement et sécréter de moins en moins d'insuline.
Cela arrive souvent après plusieurs années de diabète voire de « pré-diabète ». L'organisme doit alors faire face à une baisse de la sensibilité à l'insuline aggravée par une faible sécrétion de cette hormone. Le diabète devient de plus en plus grave.

Il existe des médicaments en comprimés qui stimulent la sécrétion d'insuline mais ils peuvent devenir insuffisants et le médecin peut être dans l'obligation de mettre le patient sous insuline injectable.

Le poids des gènes

La génétique pèse de tout son poids dans le diabète et dans d'autres maladies comme l'hypercholestérolémie. Les gènes impliqués dans le DID sont très différents de ceux qui semblent en cause dans le DNID.

Le DID : une maladie génétique

Le diabète de type I qui est d'emblée insulino-dépendant est toujours lié à une prédisposition génétique impliquant essentiellement le système immunitaire. Cette prédisposition peut être suspectée par le « typage HLA » (le groupe sanguin des globules blancs).
Mais cet élément ne suffit pas à expliquer l'apparition de la maladie. Il faut aussi que l'individu présentant une génétique défavorable soit mis en présence de facteurs déclencheurs environnementaux.

Nous n'avons aucune preuve formelle sur les origines exactes de cette maladie mais nous savons qu'elle est multifactorielle et polygénique (elle n'est pas liée à un seul gène) et qu'elle peut être expliquée par l'interaction entre ces gènes « facilitateurs » et des évènements extérieurs comme certains microbes, le stress, un vaccin ou tout autre élément pouvant perturber le système immunitaire.
Malheureusement, lorsque le diagnostic de DID est posé, il est trop tard pour faire machine arrière. Le pancréas est déjà détruit par le système immunitaire déréglé et la maladie définitivement installée.

La génétique prédispose mais ne fait pas tout.

Certaines personnes peuvent manger beaucoup de sucres, ne jamais grossir et ne jamais avoir de diabète. Il y a des gènes protecteurs comme il y a des gènes facilitateurs.
Nous ne sommes pas égaux, à chacun sa « fragilité ». Mais si nos parents sont obèses ou diabétiques, ces maladies ne sont pas des fatalités. Il faudra être plus attentifs que d'autres certes, mais la prévention par l'hygiène de vie est possible.

Le DNID : une transmission pas seulement génétique

Le DNID peut être favorisé par une prédisposition génétique multiple et complexe pouvant concerner :
- les gènes de l'obésité
- les gènes du diabète
- les gènes du vieillissement
- les gènes de sensibilité à certains agresseurs extérieurs comme les virus, les toxiques, les vaccins et l'alimentation.

Mais la transmission du DNID se fait surtout par « mimétisme » car la principale cause de cette maladie, c'est l'alimentation.
Or, il est prouvé que les habitudes alimentaires sont essentiellement transmises des parents aux enfants par « l'exemple ». Ce sont l'éducation, les coutumes socio-culturelles qui créent les habitudes alimentaires.

La télévision, la publicité, l'industrie agro-alimentaire sont bien sûr les principales causes de notre alimentation désordonnée mais ces incitations à manger vite et mal ne peuvent être entendues que par des individus n'ayant pas reçu d'éducation nutritionnelle.
Il y a quelques décennies, on disait « les parents boivent, les enfants trinquent ». Signe de l'évolution de notre société, nous pourrons bientôt dire « les parents mangent (mal) et les enfants souffrent (de diabète) ».

Voilà quelle est la véritable transmission trans-générationnelle du DNID.

Les Indiens diabétiques

50 % des Indiens Pimas d'Amérique du Nord et du Mexique sont diabétiques. Ils doivent ce triste record à un gène qui leur a permis pendant des siècles de supporter des périodes de famines. Maintenant qu'ils mangent à leur faim et au-delà, ils emmagasinent de la graisse comme s'ils allaient devoir supporter une autre période de famine. Ce qui entraîne une obésité importante et un diabète. Comme quoi un gène favorable à la vie peut devenir un handicap selon l'environnement alimentaire.

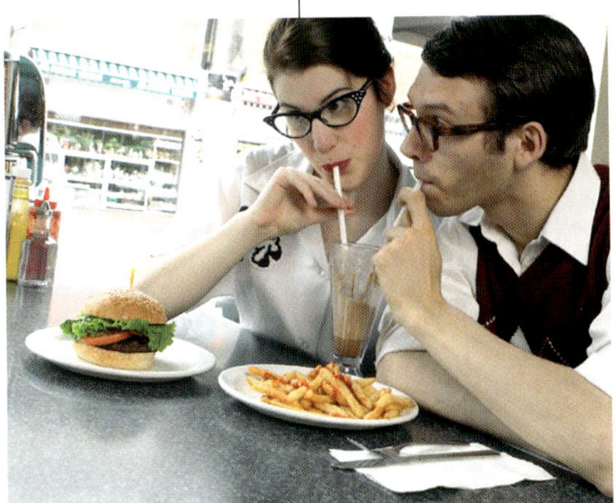

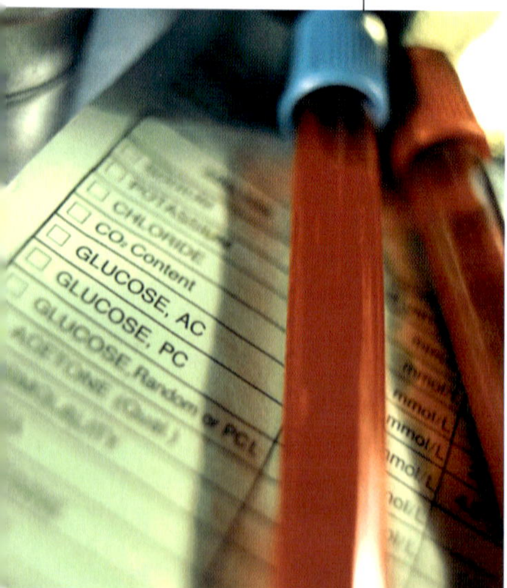

Le diagnostic du diabète

La glycémie est le dosage central dans le diabète. Elle représente le taux de glucose mesuré dans le sang circulant. Un individu est diabétique quand sa glycémie à jeun est supérieure ou égale à 1,26 g/l au cours de plusieurs mesures.

Des signes cliniques trop tardifs

Le diabète peut être suspecté sur un signe principal : la polyurie (le fait d'uriner de très grandes quantités chaque jour) associée à une polydipsie (soif intense obligeant à boire plusieurs litres d'eau par jour).
Ces symptômes doivent faire penser au diabète mais ils sont toujours le signe d'une maladie déjà très évoluée. Ils se rencontrent surtout dans le DID où le pancréas est déjà pratiquement détruit. Si l'on ne fait pas le diagnostic suffisamment rapidement, le patient peut alors faire un coma diabétique. On ne devrait jamais observer de polyurie avec polydipsie dans le DNID si l'on effectue un dépistage régulier.

À l'avenir, moins de prises de sang

Les progrès techniques laissent espérer un dosage fiable de la glycémie sans prise de sang. De tels appareils sont en cours de développement, ils mesurent le taux de sucre à travers la peau mais ne sont pas encore disponibles pour le public.

La bandelette urinaire

La recherche de sucre dans les urines grâce à des bandelettes réactives permet un dépistage de masse sans être obligé de faire une prise de sang. Cette méthode fiable ne permet de déceler que les glycémies supérieures à 1,80 g/l car pour des valeurs inférieures, le sucre ne passe pas dans les urines.

Ce test est surtout utile chez la femme enceinte où le sucre sera présent dans les urines à partir de 1,4 g/l. Il représente dans ce cas une méthode de dépistage précoce et simple.

Le diagnostic du pré-diabète (ou intolérance au glucose)

Nous avons vu qu'à ce stade, on peut retarder l'apparition de la maladie. Il est donc utile de pouvoir faire le diagnostic de cet état pré-diabétique. La glycémie à jeun étant souvent normale, nous ferons appel à des tests plus sensibles :

• **La « glycémie post prandiale »** correspond à un dosage de la glycémie après le repas. Un taux qui s'élève trop peut être révélateur de l'intolérance au glucose.

• **Le test de charge glucidique :** même principe que le précédent mais le repas est remplacé par une quantité de sucre précise.

• **La courbe d'hyperglycémie provoquée (HGPO) :** il s'agit de doser la glycémie à jeun puis de faire consommer 75 g de glucose et de répéter le dosage régulier de la glycémie toutes les 30 minutes pendant 2 heures. L'aspect de cette courbe permet de dépister des anomalies du métabolisme du glucose.

En cas d'anomalie d'un de ces tests, des conseils hygiéno-diététiques peuvent permettre d'éviter l'apparition du diabète.

Un dépistage régulier par le dosage de la glycémie, surtout en cas d'obésité ou d'antécédents familiaux de diabète, est indispensable car les signes cliniques sont toujours trop tardifs

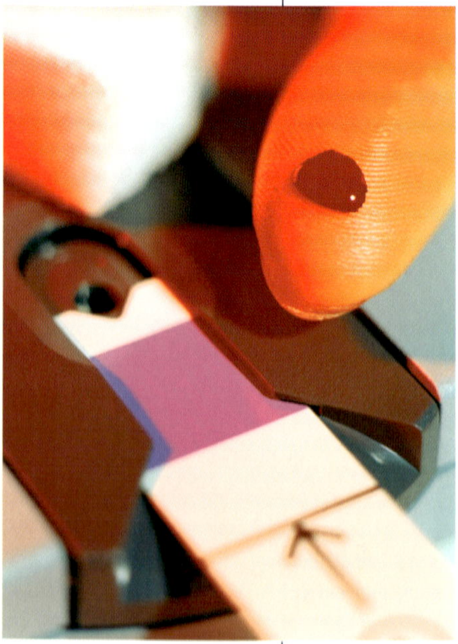

L'insuline

Cette hormone est indispensable à la vie car sans elle, la glycémie s'élèverait inexorablement jusqu'à la mort de l'individu.

Une hormone indispensable à la vie

L'insuline est une hormone sécrétée par le pancréas. Elle va agir sur certains organes (muscles et graisse) pour y faire pénétrer l'excès de glucose circulant dans le sang. Les muscles utilisent le glucose comme énergie principale mais ne peuvent en stocker qu'une faible quantité. Une autre petite quantité peut être stockée dans le foie. Mais tout excès de consommation de sucre pénétrera finalement dans les cellules graisseuses pour être transformé en graisse, entraînant une obésité.

Le pancréas : un organe irremplaçable

Lorsque les cellules du pancréas qui sécrètent l'insuline (les îlots de Langerhans) sont détruites, elles ne peuvent se renouveler (contrairement à celles du foie). Or la greffe de pancréas n'est pas encore au point. C'est pourquoi l'insuffisance de sécrétion de l'insuline devra être obligatoirement compensée par des injections d'insuline.

L'insuline : un médicament qui a révolutionné le traitement du diabète

Avant l'apparition du traitement par l'insuline, un diabète de type I évoluait inexorablement vers la mort. Puis on a réussi à extraire l'insuline du pancréas du porc ou du bœuf et même de certains poissons. Bien que légèrement différentes de l'insuline humaine, elles sont très efficaces mais peuvent donner quelques effets secondaires (allergie en particulier). Pour améliorer encore ce traitement, les scientifiques ont réussi à synthétiser une insuline « humaine » grâce au génie génétique.

Le traitement par insuline : que de contraintes !

Mais tout n'est pas rose. L'insuline est détruite par l'acidité de l'estomac et doit donc obligatoirement être injectée en sous-cutanée.

Le taux de sucre dans le sang est très variable puisqu'il dépend de l'alimentation mais aussi de l'activité physique, du stress…

La quantité d'insuline devra être réglée en fonction de tous ces facteurs. Le diabétique devra contrôler plusieurs fois par jour sa glycémie grâce à un appareil électronique et une petite goutte de sang prélevée au bout du doigt.

En fonction du résultat, il devra adapter sa dose d'insuline. On prévoit, suivant les patients, entre 2 et 4 injections par jour. Et cela toute sa vie !

Plusieurs insulines

Il existe plusieurs types d'insuline injectable suivant leur durée d'action :

- **des insulines lentes**, actives 12 et même 24 heures : elles permettent moins d'injections mais s'adaptent mal aux repas ;
- **des insulines rapides** qui agissent quelques heures et permettent de compenser l'apport de sucre du repas mais doivent être renouvelées souvent.

L'insuline, utile parfois en cas de diabète type II

L'insuline ne peut pas se prendre en comprimé et c'est là son principal inconvénient. Il existe maintenant des insulines efficaces à une injection par jour qu'on utilise de plus en plus pour équilibrer des diabètes de type II qui répondent mal aux traitements médicamenteux.

L'insuline peut prendre le relais des médicaments pris par voie orale chez un diabétique qui doit être opéré ou ne peut s'alimenter pendant plusieurs jours (accident, intubation, coma …).

Le traitement oral

Seul le diabète non insulino-dépendant est ici concerné car l'insuline ne peut être administrée en comprimés. Les médicaments viennent aider un régime qui perd son efficacité.

La diététique avant tout

Tous les spécialistes sont d'accord pour dire que le premier traitement du DNID est le régime. Il s'agit d'un régime où les quantités de sucre sont contrôlées, équilibrées. Mais aussi un régime aidant à la réduction pondérale en cas d'obésité (cas le plus fréquent).
Nous détaillerons dans la deuxième partie du livre les règles nutritionnelles devant être appliquées. À ces règles diététiques doit être associée une activité physique régulière.

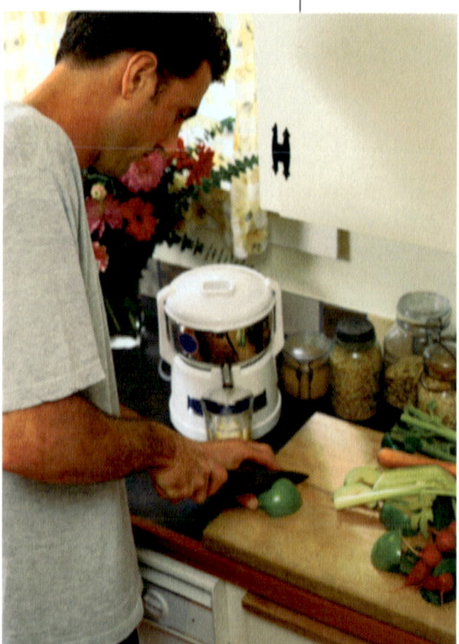

De nombreux médicaments

Le diabète de type II est tellement fréquent que les recherches sur cette maladie se multiplient. Les médicaments sont de plus en plus nombreux et efficaces mais ils n'agissent en général pas sur les causes.

On peut regrouper ces traitements en trois classes :

- Les médicaments qui améliorent le métabolisme du glucose. Ils diminuent la fabrication du glucose par l'organisme et l'aident à entrer dans les cellules. Ce sont des médicaments faciles à utiliser, plutôt bien tolérés, mais efficaces uniquement tant que le pancréas est encore fonctionnel.
- Des médicaments, assez récents, ralentissent l'absorption du sucre dans l'intestin. Ils sont bien tolérés mais ont une puissance d'action limitée car ils ne réduisent pas la

quantité totale de sucre absorbée. Ils complètent bien le régime et les autres médicaments.

• Les sulfamides sont les produits les plus efficaces car ils stimulent la sécrétion d'insuline par le pancréas. Le principal risque de ces produits est l'hypoglycémie, parfois sévère. De nouveaux médicaments, non sulfamides, agissent de la même façon avec peut-être moins d'effets secondaires.

Tous ces médicaments peuvent s'associer entre-eux pour augmenter les résultats sur la glycémie mais aucun ne peut se passer d'un régime bien suivi.

Traitement provisoire ?

Contrairement à l'insuline, le traitement oral du diabète peut parfois être supprimé, surtout quand le malade a perdu du poids. C'est pourquoi on essaye toujours de traiter cette maladie par la diététique avant de se résoudre à prescrire un médicament.

Ne pas se tromper de but

Les médicaments du DNID ne traitent pas la cause et leur efficacité est limitée. Mais toute action permettant de diminuer, même insuffisamment, la glycémie, permettra de réduire significativement les complications du diabète qui sont la hantise du médecin.

C'est le but de ces thérapeutiques et en cela, elles ont prouvé leur intérêt.

Traiter les causes et les conséquences

Le but principal est d'équilibrer la glycémie. Une façon d'y parvenir est aussi de traiter les causes. Mais le diabète est dangereux par ses complications et les pathologies qui s'y associent. C'est pourquoi il est également important de traiter efficacement la tension artérielle, le cholestérol… Tous ces traitements font partie de la prise en charge médicale du diabétique.

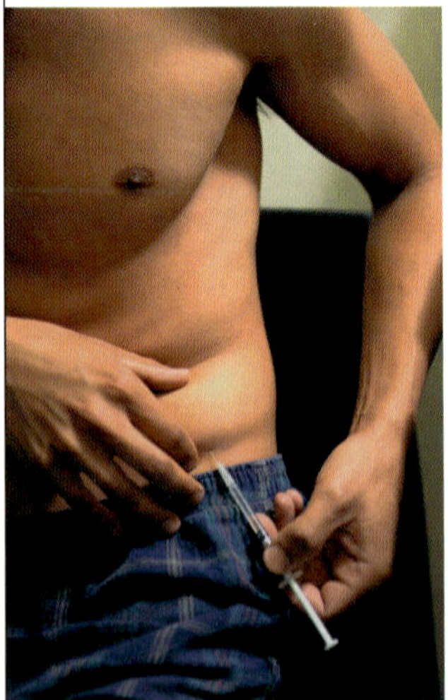

LES COMPLICATIONS DU DIABÈTE

Les complications sont communes aux deux types de diabète. Elles seront souvent plus précoces et parfois plus sévères en cas de DID, mais l'installation silencieuse du DNID et son association à d'autres facteurs de risque peuvent le rendre tout aussi dangereux.

DID : le paradoxe de la brutalité des symptômes

Au moment du diagnostic, le diabète de type I (DID) peut se révéler par un coma hyperglycémique parfois très grave. Plus tard, l'utilisation de l'insuline fera toujours courir un risque d'hypoglycémie. Ces variations brutales et importantes de la glycémie sont beaucoup plus fréquentes dans le DID que dans le DNID.

L'âge précoce d'apparition de la maladie soumet le patient à un risque plus élevé de complications car l'excès de sucre est surtout dangereux à long terme.

Inversement, la brutalité des symptômes implique un diagnostic rapide de la maladie.

Le poids des ans

Le vieillissement est un autre facteur de risque car les organes altérés par le diabète sont souvent sensibles à l'âge (l'œil, le rein, les nerfs...). C'est pourquoi la prise en charge précoce est essentielle car les années qui passent ne peuvent que favoriser l'apparition de ces complications.

Ainsi, la prise en charge immédiate, la rigueur de l'hygiène de vie et du suivi médical auxquels sont astreints les diabétiques insulino-dépendants font que leur espérance de vie est souvent équivalente à la moyenne de la population.

DNID : une maladie sournoise

Le diabète est défini par un taux de sucre trop élevé dans le sang. Mais tant que l'hyperglycémie n'est pas trop importante, elle n'a aucune traduction clinique immédiate, ce qui est fréquent dans ce diabète de type II (DNID). Ainsi, il n'est pas rare que le diagnostic de diabète soit posé plusieurs années après le début de la maladie si le patient ne fait pas de dépistage. Car, tant que les complications du DNID n'apparaissent pas, les patients ont peu ou pas de symptômes cliniques. Et ce sont trop souvent ces complications qui permettront de faire le diagnostic de diabète.

C'est une des raisons qui fait la gravité du DNID, la morbidité et la mortalité du diabète étant essentiellement dues aux complications plus difficiles à soigner une fois qu'elles sont installées.

Des complications nombreuses et parfois très invalidantes

L'excès de sucre est avant tout toxique pour les petits vaisseaux sanguins.
Les organes qui vont souffrir du diabète sont ceux qui dépendent beaucoup de leur « micro-circulation » :
la rétine, le rein, les extrémités (mains et pieds).
Le sucre aura également une toxicité directe sur les nerfs, entraînant ce qu'on appelle la neuropathie du diabétique.
Enfin, le diabète viendra compliquer des maladies auxquelles il est souvent associé : hypertension artérielle, obésité, artérite.

Le diabète de type II : plus un facteur de risque qu'une maladie

On peut rapprocher le DNID du tabac ou du cholestérol dans le sens où, surtout au début, ce trouble métabolique n'est dangereux que par les maladies dont il va favoriser le développement. Le diabète est avant tout un facteur de risque des maladies cardiovasculaires qui peuvent réduire l'espérance de vie. C'est pour cela que les diabétiques se soignent souvent tardivement, car tant que ces complications n'apparaissent pas, ils ne se sentent pas malades

Le sucre : ennemi des artères

Si nous avons l'âge de nos artères, alors on peut dire que le diabète nous fait vieillir plus vite quand il n'est pas bien traité.

Toutes les artères sont visées

Le diabète entraîne une altération de toutes les artères de l'organisme, les gros troncs mais aussi et surtout les petites artérioles car :

- la plaque d'athérome qui bouche les artères évolue beaucoup plus vite chez le diabétique à cause de la présence excessive de sucre dans le sang ;
- l'hyperglycémie rend également le sang moins fluide ;
- le diabète favorise des anomalies lipidiques avec augmentation du « mauvais cholestérol », accélérant encore les sténoses des artères.

Hypertension artérielle et diabète

L'hypertension aggrave les lésions vasculaires du diabétique. Le diabète multiplie par trois le risque d'hypertension. L'association de ces deux maladies est donc très néfaste pour le patient et elles doivent être traitées avec la même énergie.

Un facteur de risque sous-estimé

L'excès de cholestérol est un facteur de risque cardio-vasculaire beaucoup plus connu que le diabète. Il n'est toxique que pour les artères et bouche surtout les gros troncs. Mais dans ce cas, un traitement « mécanique », le pontage ou la dilatation, est souvent possible et efficace. L'artérite du diabétique est plus sournoise et un peu différente :

- elle touche toutes les artères en même temps : carotides, aorte, membres inférieurs ;
- elle commence souvent par une atteinte des petites artères distales expliquant les atteintes des extrémités, évocatrices du diabète.

Le diabète s'associe aux autres facteurs de risque pour augmenter le risque de maladies cardio-vasculaires. Un infarctus est toujours plus grave en cas de diabète associé car cette maladie abîme les petits vaisseaux, compromettant les possibilités de pontage.
Les symptômes vasculaires du diabète sont donc moins violents, moins spectaculaires, mais une fois installés, leur traitement est beaucoup plus difficile car la chirurgie est souvent impossible sur des petits vaisseaux.

Les capillaires aussi

A côté de cette atteinte artérielle, l'altération des capillaires va terriblement aggraver la morbidité du diabète. C'est ce que l'on appelle la « microangiopathie », très évocatrice du diabète et qui explique en grande partie les complications qui lui sont spécifiques : rétinopathie, neuropathie, néphropathie, atteintes cutanées en particulier du pied.

Sucres et graisses : le couple infernal

La dyslipidémie, c'est-à-dire un excès de cholestérol associé à une élévation du LDL (le mauvais cholestérol) reste le principal facteur de risque artériel. Il est prouvé que sucre et graisses se potentialisent pour agresser nos artères. Il est donc indispensable, pour une prévention efficace, de ne pas négliger la consommation de graisses dans le régime du diabétique. Ça tombe bien car rien ne fait plus grossir que l'association sucre + graisse (comme le pain beurre ou les frites par exemple).

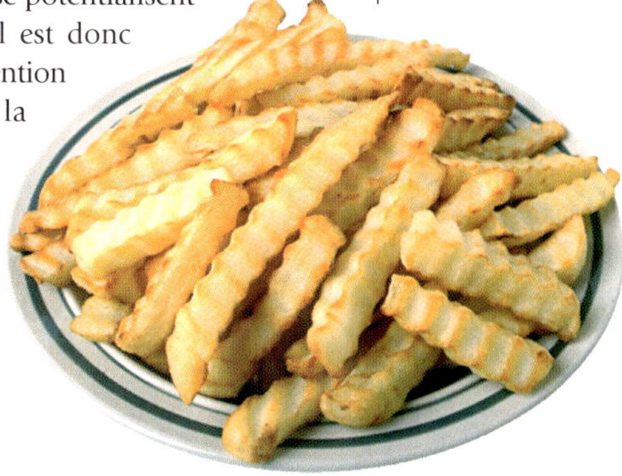

Pas de traitement pour les vaisseaux obstrués

Il faut bien comprendre que lorsque de tout petits vaisseaux ou des capillaires sont bouchés, aucun médicament ni aucune technique chirurgicale ne peut y remédier. La seule chance est de compter sur les capacités de réparation de l'organisme qui va créer des néo-vaisseaux. Mais ce mécanisme n'est efficace que si le diabète est contrôlé et peut présenter autant d'inconvénients que d'avantages notamment au niveau de la rétine

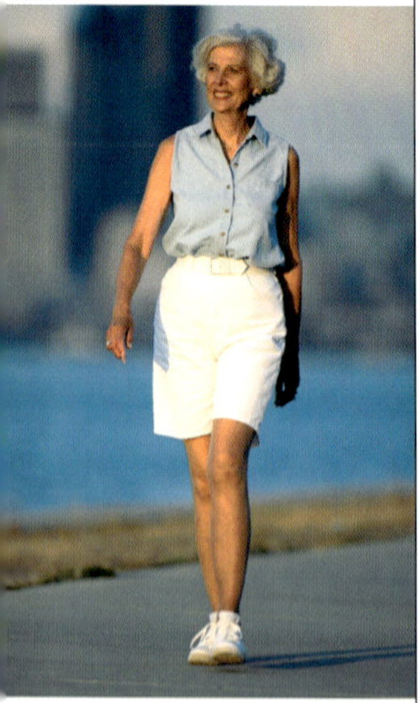

La neuropathie diabétique

L'altération des nerfs est une particularité de la maladie diabétique. Or, tous les organes sont innervés et tous peuvent souffrir de cette neuropathie. Alors que le cholestérol n'affecte « que » les artères, le diabète est vraiment une maladie pernicieuse de l'ensemble de l'organisme.

Une atteinte très spécifique du diabète

La cellule nerveuse a une particularité : elle est gluco-dépendante. C'est-à-dire qu'elle ne peut vivre sans sucre alors que la plupart des organes peuvent tirer leur énergie d'autres sources en cas de jeûne.

La cellule nerveuse est aussi non insulino-dépendante. Dès que le taux de sucre augmente dans le sang, il s'élève aussi dans le nerf.

De nombreuses conséquences

Cette accumulation de sucre dans les neurones va les altérer et gêner leur fonction. L'atteinte des micro-vaisseaux va encore accélérer ce processus. On va voir alors apparaître :

- Une baisse de la sensibilité. Ce phénomène est très grave, en particulier au niveau des extrémités, car le patient ne va plus ressentir les douleurs, les brûlures, les traumatismes qui peuvent survenir. Des plaies vont apparaître, surtout aux pieds sans qu'il s'en aperçoive. Plaies qui auront beaucoup de mal à cicatriser à cause du mauvais état des petits vaisseaux. Et c'est l'engrenage terrible de l'ulcère diabétique.

- Des douleurs qui accompagnent ce trouble de la sensibilité (névralgies, paresthésies), en particulier au repos, et des troubles de la marche, le patient ne « sentant » plus sur quoi il pose les pieds.

• Des troubles digestifs par anomalie de la commande nerveuse des contractions de l'intestin entraînant souvent une diarrhée et une malabsorption des aliments.

• Des troubles urinaires également liés à des défauts de la commande nerveuse avec un déficit de l'érection chez l'homme aggravé par l'atteinte vasculaire.

• Une baisse de la force musculaire avec parfois une fonte musculaire.

Cette neuropathie est d'autant plus grave qu'il n'existe pas de traitement spécifique.

Dépistage et prévention

La neuropathie diabétique est assez simple à reconnaître :
• elle est symétrique ;
• elle touche les nerfs sensitifs et moteurs dans 70 % des cas ;
• elle prédomine aux extrémités.
L'examen clinique suffit pour en faire le dépistage. Le suivi sera réalisé par des examens électriques comme l'électromyogramme.
Le traitement repose exclusivement sur le contrôle le plus précis de la glycémie. Mais si celui-ci est bien réalisé, les symptômes vont régresser, évitant ainsi les complications, en particulier au niveau des pieds (voir page 32).

La neuropathie peut aussi être douloureuse

La plupart du temps, l'atteinte nerveuse du diabète se traduit par une perte de la sensibilité. Mais il existe des neuropathies hyperalgiques qui peuvent devenir des urgences thérapeutiques. Elles sont souvent liées à un DNID mal équilibré et peuvent nécessiter un traitement par insuline pour tenter de contrôler les douleurs parfois intolérables créées par l'hyperglycémie.

L'électromyogramme

C'est un examen qui permet de mesurer l'importance des troubles neurologiques. On place une électrode à l'extrémité de la terminaison nerveuse et on stimule le nerf pour mesurer la rapidité de la réponse. C'est l'examen le plus objectif tout en étant simple à réaliser.

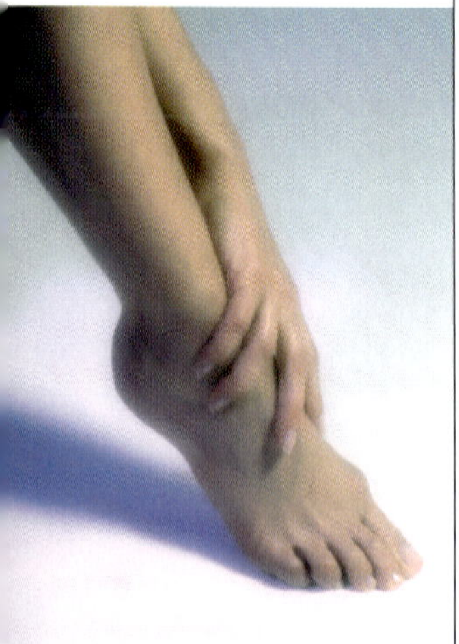

Diabétiques : gardez bon pied...

Le pied doit vraiment être l'objet de toutes les attentions chez le diabétique. Car lorsque les complications apparaissent à ce niveau, elles sont difficiles à guérir et récidiveront souvent.

Tellement d'ennemis

Dans le diabète, tout concourt à rendre les pieds fragiles :

• L'atteinte vasculaire : le diabète commence souvent par altérer les petits vaisseaux des extrémités. Le pied est donc en première ligne.

• La neuropathie donne des troubles de la sensibilité. Cela favorise les micro-traumatismes qui passent inaperçus et font le lit de l'ulcère.

• Nous sommes en appui, toute la journée, sur nos pieds enfermés dans des chaussures, parfois peu confortables, dans lesquelles se mêlent poussières, microbes et macérations. Et toutes ces agressions sont très traumatisantes pour un pied mal vascularisé et mal innervé.

Des complications invalidantes

Le stade ultime est l'amputation, malheureusement trop fréquente puisqu'elle touche 10 000 diabétiques par an. Avant d'en arriver à cet extrême, il existe des signes d'alerte :

• Le sang arrive mal au niveau des orteils. Ils deviennent rouges, douloureux et sans soins efficaces finiront par se gangrener.

• L'atteinte des petits nerfs associe une perte de la sensibilité et des névralgies profondes, pires la nuit et paradoxalement améliorées en marchant.

Traitement sans délai

Une plaie du pied chez un diabétique doit être traitée immédiatement. Il faut la nettoyer et la protéger dès sa découverte puis consulter un médecin au plus tôt. Ne négligez aucune lésion et en particulier ces petites ampoules liées à des chaussures neuves ou une marche un peu trop longue.

• Par contre, la marche et les mauvaises chaussures peuvent créer une plaie, appelée « mal perforant » au niveau des points de compression (plante des pieds).

• Un pied aussi fragilisé et agressé sera le siège d'infections, souvent liées aux plaies mais aussi aux ongles soignés sans précaution. Elles peuvent atteindre l'os et nécessiter une opération.

Se méfier des cailloux

Le diabétique qui présente une neuropathie avec troubles de la sensibilité devra prendre l'habitude d'éliminer le moindre corps étranger pouvant se trouver dans ses chaussures.
Un petit caillou qui n'est pas ressenti par le pied peut être à l'origine d'une lésion minime mais aux conséquences désastreuses.

Une prévention précoce

Dès le diagnostic du diabète, le médecin devra donner toutes les informations nécessaires à une bonne prévention :

• Bien choisir ses chaussures pour éviter les compressions.

• Se déchausser en arrivant chez soi pour éviter les phénomènes de macération.

• Apprendre à se couper les ongles correctement, en utilisant des ciseaux à bout rond. L'aide d'un pédicure peut être nécessaire.

• Rechercher les cors ou les signes de mycose pour les faire traiter immédiatement.

• Se méfier d'une eau trop chaude, dans le bain, qui ne sera pas ressentie par un pied à l'innervation défaillante et qui peut provoquer une véritable brûlure.

Un diabétique devra donc examiner régulièrement ses pieds, les protéger, les soigner et consulter un médecin au moindre signe anormal.
Mais la principale prévention de ces complications reste le traitement du diabète, sans oublier l'arrêt du tabac

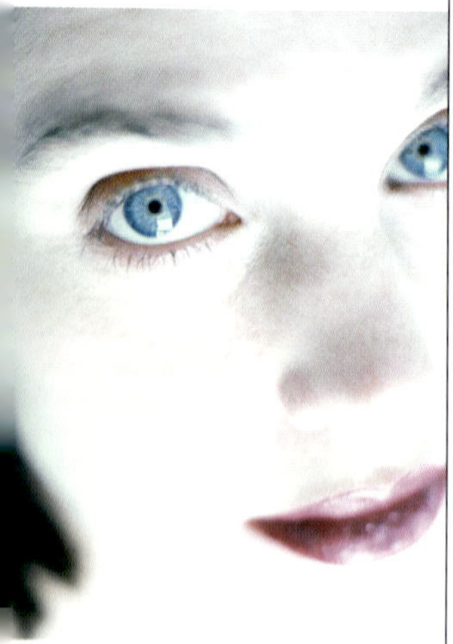

… et bon œil

Dans les pays industrialisés, le diabète est la quatrième cause de cécité malgré l'existence d'un traitement théoriquement efficace : la prévention.

La rétine en première ligne

La rétine est un tissu particulier. Elle est faite de cellules sensitives permettant de voir. Elle est donc à rapprocher du tissu nerveux sensitif dont on a vu qu'il était très sensible au sucre. La rétine est d'ailleurs, comme les nerfs, gluco-dépendante et non insulino-dépendante.
De plus, la rétine est très riche en petits vaisseaux dont nous savons maintenant qu'ils sont les premiers à être altérés par le diabète.
On comprend pourquoi, après 15 ans d'évolution d'un DID, un patient sur deux présente une « rétinopathie diabétique ».

Les diabétiques non insulino-dépendants présentent théoriquement moins de risques mais l'apparition progressive et sournoise de cette maladie fait qu'une atteinte de la rétine est assez fréquente quand le diagnostic du diabète est fait tardivement.

Causes et conséquences

Le premier stade de l'atteinte est représenté par des lésions micro-vasculaires. Deux causes favorisent cela : l'hyperglycémie et l'hypertension.
Cela se traduit par une altération de la rétine et donc une baisse de la vue qui ne peut pas être corrigée par des lunettes ni par une opération.
Encore une fois, la prévention est essentielle. Le traitement

La rétine veut survivre

La rétine altérée par le diabète va tenter de se réparer en créant des néo-vaisseaux.
Malheureusement, cet effort de cicatrisation est doublement inefficace car :
- une cellule de la rétine morte ne peut être remplacée ;
- les néo-vaisseaux sont fragiles et vont favoriser des petites hémorragies.

du diabète peut améliorer les troubles visuels mais certaines lésions sont définitives car la rétine a une particularité: ses cellules ne se régénèrent pas !
Seul le laser peut limiter l'aggravation des lésions mais sans pouvoir les faire disparaître.

Diagnostic et surveillance

Le diagnostic est aisé car la rétine est l'endroit du corps où l'on peut le plus facilement observer les petits vaisseaux. Deux examens permettent cela:

- le fond d'œil réalisé simplement au cabinet de l'ophtalmologue ;
- l'angiographie rétinienne qui est une sorte de photo de la rétine après avoir injecté par voie veineuse un produit fluorescent qui permet de bien mettre en évidence les vaisseaux et leurs anomalies.

Le suivi de la fonction visuelle sera réalisé également à l'aide des deux examens sus-cités, mais aussi par une mesure de :
- l'acuité visuelle,
- du champ visuel,
- la vision des couleurs, souvent altérée dans le diabète.

Quand la vue baisse

La vision change beaucoup avec l'âge. La presbytie vers la cinquantaine puis la cataracte et parfois le simple vieillissement de la rétine font que la vue ne s'arrange pas avec le temps. Mais nous savons corriger la plupart de ces altérations liées à l'âge à condition que le diabète n'ait pas créé des lésions définitives.

Le rein du diabétique

L'altération de la fonction rénale est une complication fréquente et souvent précoce chez le diabétique. Elle va fortement aggraver le pronostic de la maladie si elle n'est pas prévenue à temps.

Définitions

L'atteinte rénale se manifeste par la présence de protéines dans les urines. Le rein, qui doit filtrer le sang pour ne laisser passer que les déchets à éliminer, est altéré par l'excès de sucre présent dans ce sang. Petit à petit le filtre s'abîme et laisse passer de plus grosses molécules comme l'albumine.

Comme toujours, cette complication augmente en fréquence avec le temps. 30 % des diabétiques en souffrent après 20 ans d'évolution de leur maladie. Elle sera donc plus souvent rencontrée dans le diabète de type I.

Conséquences

Les premiers stades de la néphropathie sont « silencieux », c'est-à-dire sans conséquence pour la santé. C'est aussi à ce moment que la prévention et les traitements sont les plus utiles, d'où l'importance d'un dépistage précoce.

À partir d'un certain niveau, l'atteinte rénale va se compliquer d'une hypertension artérielle puis la véritable insuffisance rénale va débuter. Cette dernière va se caractériser par une mauvaise élimination des déchets comme l'urée.

Dépister une atteinte rénale

Comme le traitement de la « néphropathie » est difficile, son dépistage précoce doit être systématique. Il bénéficie de plusieurs techniques :

- la bandelette urinaire permet de faire un dépistage grossier qui a l'avantage de pouvoir être réalisé facilement au cabinet du médecin ;
- le dosage de la microalbuminurie est une méthode beaucoup plus sensible qui devra être réalisée régulièrement si la bandelette est négative.

Une insuffisance rénale peut aboutir au décès et nécessiter une dialyse voire une transplantation rénale pour éviter cette évolution fatale.

Prévention et traitement de la néphropathie diabétique

La cause de l'atteinte rénale étant essentiellement l'élévation de la glycémie, la meilleure prévention reste l'équilibre le plus strict du diabète.

Le régime sera donc le premier élément de traitement et de prévention de la néphropathie. Le régime est exactement celui du diabétique décrit dans les chapitres suivants.

Une atteinte rénale modérée ne nécessite pas d'adaptation de la diététique. Pendant longtemps, on a proposé de diminuer l'apport en protéines en cas d'insuffisance rénale. Il est aujourd'hui prouvé que cela n'est utile qu'à un stade avancé. Au début de la néphropathie, il ne faut ni augmenter ni diminuer l'apport en protéines proposé habituellement chez le diabétique (voir page 62).

Les traitements prescrits devront être pris avec beaucoup de régularité, que ce soit contre le diabète ou contre l'hypertension car le contrôle de cette dernière va également permettre de limiter l'évolution de l'atteinte rénale.

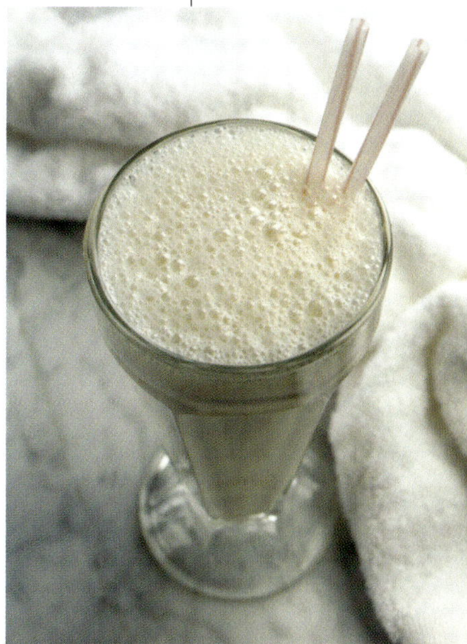

Régimes hyperprotéinés : plus de calories brûlées

En cas de surpoids, les régimes hyperprotéinés et pauvres en glucides ont montré leur supériorité sur les régimes hypocaloriques pauvres en lipides si la néphropathie n'est pas avancée. Ainsi, une étude conduite pendant 6 mois chez 65 personnes en surpoids montre que le premier type de régime permet, sans restriction calorique, de perdre 7,5 kilos, alors que le second n'entraîne la perte que de 5 kilos. On sait maintenant par quel mécanisme. Une étude américaine auprès de 10 femmes en bonne santé vient d'établir qu'après un repas riche en protéines on brûle deux fois plus de calories qu'après un repas riche en glucides.

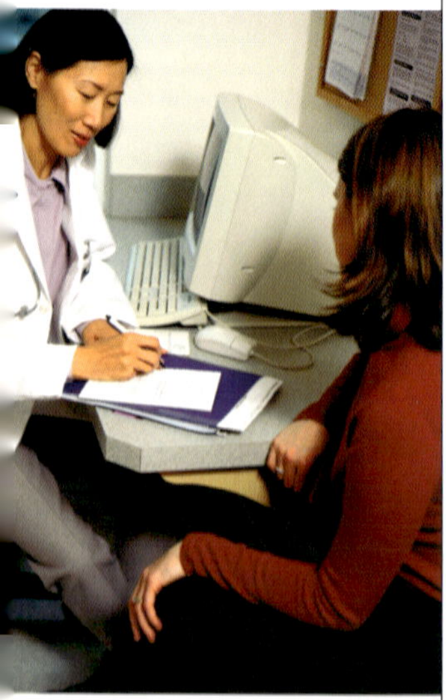

PRÉVENTION ET PRISE EN CHARGE DU DIABÈTE

Prévenir le diabète

Vous l'avez compris, le diabète est réellement une maladie sournoise aux multiples conséquences. Les complications étant souvent très difficiles à soigner, rien n'est plus efficace que la prévention.

La prévention primaire

Nous parlons ici des moyens d'éviter l'apparition du diabète.

Dans le DID, la prévention est très difficile car on ne connaît pas bien les causes et cette maladie débute très jeune. Dans les familles à risque, la supplémentation optimale en vitamine D et ou en vitamine B3 (nicotinamide) dès la naissance peut être un élément protecteur (lire encadré).

Certains auteurs pensent que l'allaitement et la diversification tardive peuvent être un élément de prévention. D'autres proposent d'introduire le lait de vache le plus tard possible car il aurait un rôle favorisant dans les maladies auto-immunes. Certains vaccins ont été également incriminés.

Mais aujourd'hui, rien n'est prouvé de façon formelle et le plus important est de dépister les enfants à risque pour diagnostiquer au plus tôt la moindre anomalie du métabolisme glucidique.

Pour le DNID, les choses sont beaucoup plus claires : la prévention primaire de la maladie passe par la prévention

Maigrir pour échapper au diabète

Une étude suédoise a montré que les personnes en surpoids et intolérantes au glucose, peuvent éviter l'apparition d'un diabète ou au moins la retarder en perdant du poids et en évitant de regrossir.

de l'obésité. Et cette prévention doit commencer dès la grossesse de la mère, continuer pendant la petite enfance et se poursuivre toute la vie, surtout en cas d'antécédent familial de diabète ou de surpoids.
Je voudrais rappeler que cette prévention passe autant par le sport que par la diététique.
L'éducation nutritionnelle indispensable est aussi bien de la responsabilité du gynécologue, du pédiatre que du médecin généraliste. Prenez le temps de vous approprier les règles de diététique pour mieux comprendre toute leur importance.

Prévenir les complications

Prévenir la maladie est nécessaire mais pas suffisant.
Dès qu'un diabète est présent, il faut tout faire pour l'équilibrer au mieux mais il faut aussi prévenir les complications. Cette prévention passera bien sûr par le traitement efficace du diabète mais pas uniquement. Encore une fois, il est du devoir du médecin de faire comprendre à son patient quelles maladies le diabète peut déclencher. Reportez-vous aux chapitres concernant ces complications pour connaître les détails de leur prévention.

Prévenir, c'est dépister

Une prévention efficace ne peut se faire que chez les personnes concernées et motivées.
Pour cela, il faut absolument dépister. Dépister d'abord les personnes à risque par l'interrogatoire alimentaire et la recherche d'antécédents familiaux.
Ensuite dépister précocement le diabète et même le prédiabète (ou intolérance au glucose) car à ce stade, on peut encore empêcher la maladie de se développer.
Reportez-vous au chapitre consacré à la surveillance du diabétique pour avoir la liste des analyses utiles à ce dépistage.

Deux espoirs dans le diabète de l'enfant

Deux vitamines pourraient aider à prévenir le diabète de l'enfant (DID). Il s'agit de la vitamine B3 (nicotinamide) qui est actuellement évaluée auprès de 550 enfants à risque dans l'étude ENDIT (European Nicotinamide Diabetes Intervention Trial). La vitamine B3 protègerait les cellules du pancréas de l'attaque par les globules blancs du système immunitaire. Par ailleurs, plusieurs études suggèrent que des doses élevées de vitamine D (50 µg/j soit 10 fois les apports conseillés) dans l'enfance pourraient prévenir le diabète de l'enfant. En effet, la vitamine D semble s'opposer au processus de l'auto-immunité. Une étude d'intervention doit être prochainement mise sur pied.

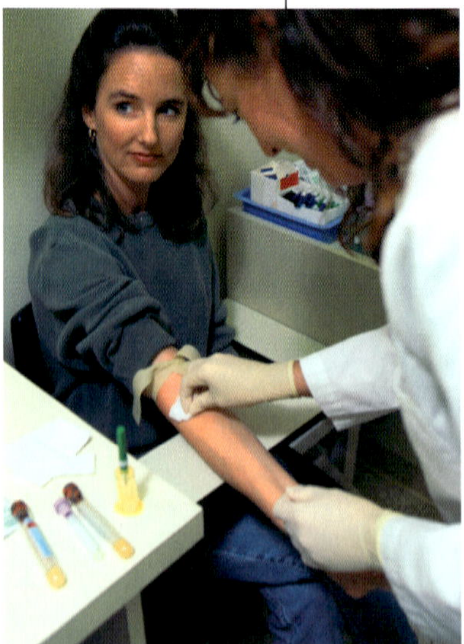

La surveillance du diabétique

La qualité de vie du diabétique est conditionnée par l'équilibre de sa glycémie et le traitement des complications. La surveillance du diabétique est aussi importante que la prévention pour atteindre le but principal : ne pas arriver trop tard.

Une participation active du malade

Au début d'un diabète, il n'existe aucun symptôme physique particulier et le malade n'est pas enclin à se surveiller. Inversement, quand les complications du diabète apparaissent, il est souvent trop tard pour revenir en arrière et on peut tout au mieux tenter d'éviter leur évolution.

Pourtant le diabétique peut avoir une espérance de vie proche de la moyenne à condition de mettre en place une surveillance attentive permettant un dépistage précoce et un traitement adapté des maladies. Cela nécessite la collaboration de tous les acteurs de cette prévention et en premier lieu le malade sans qui rien n'est possible.

La répétition, clef de la réussite

Pour arriver à changer ses habitudes alimentaires, il faut faire un travail de fond sur son comportement et se reconditionner. Seules des consultations régulières et répétées avec un thérapeute formé à ces techniques comportementales pourront donner des résultats durables.

Le rôle du médecin est de dépister le plus tôt possible la maladie mais ensuite, il ne pourra jouer son rôle que si le patient accepte de consulter régulièrement.
L'éducation nutritionnelle nécessitera des consultations encore plus fréquentes, surtout en cas d'obésité.

Surveillance biologique du diabétique

L'évaluation du diabète fait appel, avant tout, à la biologie. On peut espérer éviter les complications tant que les bilans sanguins seront équilibrés.

Le médecin fera doser régulièrement :

- La glycémie à jeun qui est l'examen de base.

- La glycémie post-prandiale qui est un examen très utile en cas de diabète débutant ou d'intolérance au glucose.

- La courbe d'hyperglycémie provoquée : c'est le dosage de la glycémie pendant 3 heures après une prise déterminée de glucose. Elle permet d'analyser plus finement les réactions de l'organisme à la prise de sucre et de dépister des hyperglycémies passagères. Cet examen sera réalisé si l'on suspecte un diabète mal équilibré, en particulier en cas d'hémoglobine glycosylée anormale.

- L'hémoglobine glycosylée A1 : c'est une sorte de « pile » qui se charge à chaque fois que la glycémie augmente. Elle est le reflet des hyperglycémies des trois mois précédents. Elle permet de mettre en évidence des pics de glycémie quand cette dernière est normale à jeun. Ce test fait partie du bilan régulier chez le diabétique.

En parallèle, il faudra rechercher des anomalies du métabolisme lipidique qui augmente le risque cardio-vasculaire du diabète.

Des examens réguliers

Un bilan annuel complet doit être réalisé : bilan rénal et ophtalmique ; recherche de complications vasculaires ; examen neurologique à la recherche de troubles de la sensibilité et recherche de lésions des extrémités pour éviter des ulcères difficiles à soigner ; et bien sûr un bilan sanguin complet.

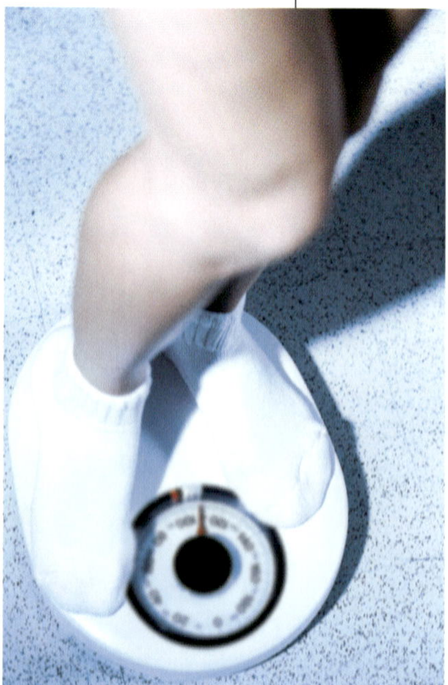

Obésité et diabète

Le diabète de type II (DNID) suit les courbes de l'obésité dont il est sa plus fréquente complication. Le traitement du diabète ne peut se concevoir sans une prise en charge du poids.

Nous avons vu, dans le chapitre sur les mécanismes du DNID, que l'obésité, en faisant gonfler les adipocytes (cellules graisseuses) les rend moins sensibles à l'insuline. Cette hormone ne pouvant plus être aussi efficace, le sucre reste dans le sang où son taux augmente. C'est le diabète.
La perte de poids va permettre de rendre les adipocytes plus sensibles à l'insuline et faire ainsi baisser la glycémie.
L'amaigrissement est le premier traitement du diabétique obèse. Sans cette perte de poids, aucun traitement ne sera réellement efficace. A l'inverse, l'amaigrissement peut permettre d'éviter le recours aux médicaments chimiques.

Choix du régime amaigrissant chez le diabétique

Deux types de régimes se partagent la faveur des médecins :

• Le régime hypocalorique, préconisé par les diététiciens et les hospitaliers. Il est le plus équilibré à priori mais l'expérience montre qu'il est souvent peu efficace à long terme.

• Le régime hyperprotéiné, pouvant utiliser des compléments protidiques sous forme de sachets est, en pratique, un régime très efficace chez le diabétique à condition d'être prescrit exclusivement par un médecin habitué à cette méthode et d'être suivi d'une phase de stabilisation où l'on retrouvera les grandes règles du régime hypocalorique.

Ma pratique m'amène donc à choisir cette deuxième solution quand je prends en charge un diabétique obèse sans traitement ni complication majeure.

Si le patient est sous traitement ou présente des complications importantes et en particulier une néphropathie avancée, le choix du régime sera déterminé au coup par coup avec la plus grande prudence.

Le droit de craquer

Dans un régime, quelle qu'en soit la méthode, on a toujours le droit de craquer mais jamais de lâcher. Le régime n'est pas une course, c'est une démarche à long terme. De toutes façons, plus on maigrit vite et plus la phase de stabilisation sera longue.

Qu'est-ce que le régime hyperprotéiné pauvre en glucides ?

Le principal avantage de ce régime est son efficacité prouvée par rapport au régime hypocalorique. Bien entendu, le faible apport en glucides permettra de réguler plus rapidement et plus efficacement la glycémie.

Pour finir, l'effet de satiété de ces régimes est bien plus grand et explique en grande partie leur efficacité.

Rappelez-vous qu'un régime amaigrissant n'est pas une fin en soi. Il est prouvé que sans un travail de stabilisation à long terme, 95 % des patients reprennent le poids perdu.

Pour maigrir, consultez

La consultation médicale reste la meilleure méthode de motivation pour maintenir son poids après l'amaigrissement. L'obésité est une maladie mais ce n'est pas une fatalité. Elle doit simplement être traitée avec sérieux.

Diabète et grossesse

Si le diabète gestationnel n'est pas pris correctement en charge, voire s'il est ignoré, il peut créer un accouchement prématuré.

Deux situations peuvent se présenter :
1. Le diabète est présent avant la grossesse.
2. Le diabète débute au cours de la grossesse, c'est ce que l'on appelle le diabète gestationnel. Nous traiterons essentiellement de ce cas.

Toute élévation de la glycémie chez la mère va entraîner automatiquement une augmentation du taux de sucre chez le fœtus, source de nombreuses pathologies.
Pour la mère, il existe un risque élevé d'hypertension artérielle qui peut altérer la santé du fœtus et nécessiter une césarienne en urgence. Il est également possible que son diabète persiste après l'accouchement.

Priorité au dépistage et à la prévention

Le premier test, réalisé systématiquement chez toute femme enceinte, est la recherche de sucre dans les urines (glycosurie). C'est un examen simple, facile à réaliser tous les mois.
En cas de glycosurie positive ou s'il existe des facteurs de risque (antécédent personnel ou familial de diabète gestationnel, précédent bébé trop gros, obésité…), on devra rechercher un diabète par le dosage de la glycémie à jeun et surtout après absorption de 50 g de glucose. Ce dernier test permettra d'affirmer ou non le diabète gestationnel et il orientera les prescriptions du médecin.
Mais pour ne pas en arriver là, la prévention est essentielle et passe avant tout par une diététique équilibrée au cours de la grossesse ainsi que par le contrôle de la prise de poids (9 à 12 kg au maximum sur les 9 mois).

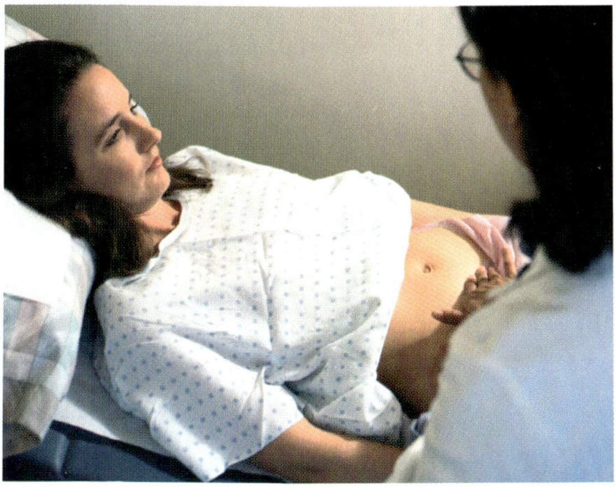

Comment le diabète gestationnel est pris en charge

Le seul médicament utilisable chez la femme enceinte est l'insuline. On peut l'éviter si le diabète est dépisté tôt et si la femme accepte d'appliquer les deux traitements les plus efficaces :

- un régime strict et équilibré comme il est décrit dans cet ouvrage au sujet du patient diabétique ;
- un exercice physique régulier, adapté à la grossesse.

Le régime aura quelques particularités chez la femme enceinte : pas de régime amaigrissant. Si la future maman a déjà pris trop de kilos, on tentera de stabiliser son poids mais sans amaigrissement brutal qui pourrait être mal supporté par le fœtus. La femme enceinte fait plus d'hyper- et d'hypoglycémie qu'un autre diabétique. Il lui faudra des repas encore plus fréquents et moins copieux. Trois collations (matinée, 16 heures et soirée) sont souvent nécessaires, associées à trois petits repas.

Des conséquences graves pour le bébé

Après la naissance, un bébé qui a eu l'habitude d'un taux de sucre élevé pendant la grossesse risque de faire des hypoglycémies ainsi que des détresses respiratoires. De plus, comme tous les enfants de gros poids à la naissance, son risque d'obésité et de diabète sera plus élevé à l'âge adulte.

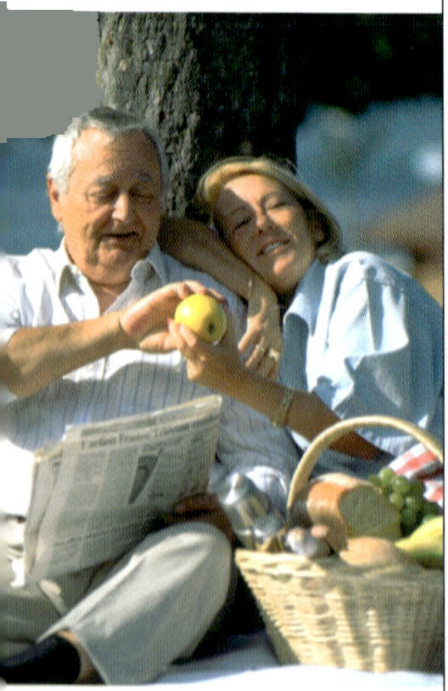

Le diabète après 70 ans

La personne âgée, comme le bébé, est un malade à part car elle est plus fragile, présente souvent plusieurs pathologies en même temps et parce que certains médicaments lui sont contre-indiqués. La prise en charge du diabète sera donc un peu différente.

Pour les scientifiques, une personne est « âgée » à partir de 65 ans mais cet âge commence à reculer pour certains. L'espérance de vie aidant, le troisième âge a cédé sa place au quatrième âge. On parle maintenant des jeunes seniors (entre 50 et 60 ans), des seniors (entre 60 et 70 ans) et les personnes sont dites âgées à partir de 70 ans.

On a tenté de définir un âge physiologique par opposition à l'âge « civil » mais aucun type de calcul n'a été validé. Pourtant, il est certain qu'à 70 ou 80 ans, nous observons des patients avec des états de santé très différents.
La prise en charge du diabète après 70 ans devra donc être encore un peu plus personnalisée, en prenant en compte un élément primordial : l'ancienneté du diabète. Les complications sont forcément différentes chez un malade de 80 ans qui est diabétique depuis 10 ans ou depuis 30 ans.

Une prise en charge à domicile

Si l'on veut être efficace dans la prise en charge du diabétique âgé, il faut absolument trouver des solutions au domicile du patient : infirmière, aide-soignante, médecins, doivent passer régulièrement pour contrôler le traitement et dépister les complications. On peut aussi envisager la livraison de repas équilibrés.

Une diététique adaptée

À partir d'un certain âge, on retrouve fréquemment des carences nutritionnelles néfastes à la santé mais aussi au diabète (qui est pourtant défini comme une maladie d'excès). Ces carences augmentent la résistance à l'insuline et donc la maladie.

L'isolement, les modifications du goût, les problèmes de mastication, les maladies, la fatigue sont autant de facteurs qui font qu'une personne âgée s'alimente mal et de moins en moins.

Nous observons alors des carences en protéines, en vitamines et en minéraux car avec l'âge, les patients se tournent vers des aliments faciles à mâcher et de goût sucré : pâtes, gâteaux, laitages, délaissant la viande et le poisson ainsi que les légumes et crudités.

Il faudra proposer une alimentation personnalisée, prenant en compte la situation familiale et les habitudes alimentaires du patient.

On ne cherchera pas, comme chez le jeune diabétique, à faire des régimes amaigrissants trop stricts. Il ne faudra jamais descendre en-dessous de 1 500 calories par jour (kcal/j). Des suppléments protéinés, faciles à consommer, pourront être proposés mais il faudra avant tout rendre les repas plus festifs pour tenter de diversifier l'alimentation.

Un traitement prudent

Le traitement médical du diabétique âgé doit être prescrit avec prudence.

Les hypoglycémies, chez un patient présentant souvent des vertiges et parfois une ostéoporose, peuvent entraîner des chutes lourdes de conséquences. Le rein et le foie vieillissants supportent moins bien certains médicaments qui deviennent contre-indiqués chez certains patients.

C'est pourquoi le but, chez une personne âgée, ne sera pas d'obtenir un équilibre parfait de sa glycémie mais des valeurs situées dans une zone de sécurité : pas trop haut pour limiter les conséquences du diabète et pas trop bas pour limiter les risques d'hypoglycémie.

Le diabète : plus fréquent avec l'âge

En France, le nombre de diabétiques passe de 6 % dans la population générale à 20 % après 75 ans. Et même si les complications s'installent progressivement, il ne faut pas croire qu'à partir d'un certain âge, elles n'ont pas le temps de s'exprimer. Un DNID apparaissant après 65 ans diminue de 4 ans l'espérance de vie s'il n'est pas traité efficacement. De plus, le diabète aggrave les altérations cognitives liées à l'âge.

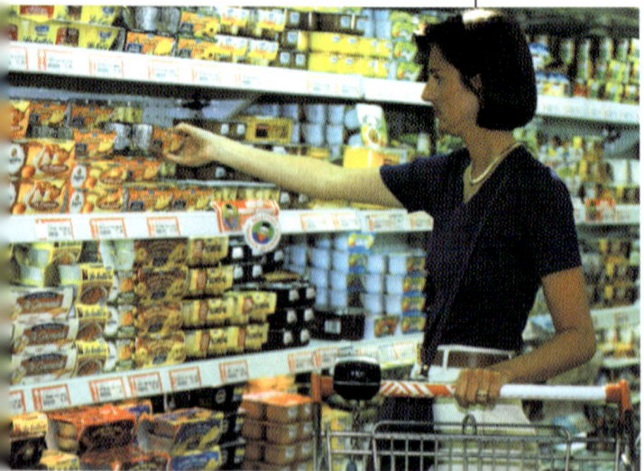

LA DIÉTÉTIQUE DU DIABÈTE

Si le traitement relève de la responsabilité du médecin, c'est à vous, patient, de prendre en main votre hygiène alimentaire.

Est-il besoin de rappeler que le premier et le plus important traitement du diabète reste la diététique ? Sans aucun doute, car c'est aussi le traitement le plus difficile à suivre et donc le moins bien appliqué par les malades.

Il faut dire que la nutrition est une science en constante évolution et qu'il est parfois difficile de s'y retrouver entre les recommandations scientifiques qui évoluent au rythme des découvertes et les messages publicitaires qui servent plus la santé des finances de l'industrie agro-alimentaire que celle des malades.

Et pourtant, aucun traitement ne sera efficace, aucune mesure de prévention ne sera utile si le diabétique ne suit pas un régime régulier et raisonné.

Ne pas avoir peur du « régime »

La diététique n'est pas si compliquée si l'on évite de se faire influencer par n'importe qui et si l'on accepte de changer ses habitudes et son comportement alimentaires. Pour cela, il faut commencer par se souvenir d'un point essentiel : le régime est une prescription médicale ; il doit être considéré comme un médicament qui ne doit jamais être arrêté.

Le mot régime ne doit pas être réduit à la perte de poids. Il définit l'ensemble des règles alimentaires qui permettent d'améliorer la santé. C'est pourquoi le mot « régime » ne doit ni faire peur ni être galvaudé.

La première règle d'un régime doit être : « on a le droit de craquer, mais on n'a pas le droit de lâcher ». Un diabétique le restera toute sa vie. La différence entre un traitement efficace ou non, c'est l'apparition des complications qui ont été exposées dans la première partie de l'ouvrage. Et la diététique en est le principal moyen de prévention.

Les buts du « réglage alimentaire »

- D'abord et avant tout lutter contre la surcharge pondérale qui fait le lit du diabète.
- Réguler l'apport de sucre qui, contrairement aux idées reçues, ne doit pas être forcément très diminué.
- Aider à la lutte contre les complications et en particulier cardio-vasculaires par une modification des apports en graisses.
- Apporter à l'individu tous les nutriments nécessaires à sa santé par la mise en place d'une alimentation personnalisée, respectant également les habitudes culturelles et la volonté de changement diététique du patient.
- S'adapter aux situations particulières que sont la femme enceinte, l'adolescent, la personne âgée, le sportif…
- Et bien sûr, équilibrer au mieux la glycémie qui est le meilleur atout pour éviter l'apparition des complications du diabète.

Aucune prescription diététique n'est efficace sans la participation active du patient. Il est de la responsabilité du malade de s'informer, de chercher, d'apprendre à se nourrir. Soyez curieux, apprenez à consulter Internet, tenez-vous au courant des dernières découvertes, allez si vous le pouvez dans des congrès, conférences, colloques qui vous concernent. Vous aurez gagné quand c'est vous qui apprendrez des « trucs » à votre médecin.

Se nourrir pour vivre

Les erreurs diététiques sont toujours dues à des tentations, à l'envie de céder à un plaisir immédiat ou à une méconnaissance des règles nutritionnelles. Le diabétique a tout intérêt à apprendre à manger pour vivre plutôt que de vivre pour manger. C'est l'exemple type de maladie ou l'aphorisme (il creuse sa tombe avec ses dents) prend le plus de force ! Aucune morale derrière cette remarque. C'est une simple constatation et le travail de l'entourage comme celui du médecin sera d'aider le malade à évoluer sans jamais le juger ni le gendarmer.

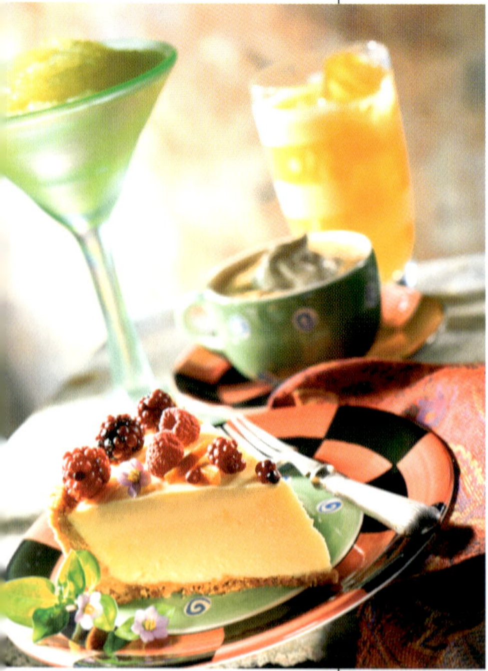

Les différents sucres

Nous verrons dans les chapitres suivants que le sucre n'est pas le seul élément nutritionnel important chez le diabétique. Néanmoins, c'est sur lui que portera le principal effort diététique pour équilibrer la maladie.

La distinction entre les différents sucres est l'exemple type de la complexité de l'esprit scientifique et de son manque de constance. En 20 ans, j'ai assisté à trois changements, au moins, dans la définition des « bons » et des « mauvais » sucres. Et les dernières études me laissent penser que ce n'est pas fini. On peut comprendre ensuite que le patient soit un peu désemparé et finisse par ne pas suivre les conseils de son médecin.

Le glucose : la molécule centrale

Le glucose est la molécule énergétique de base pour l'organisme. C'est un monosaccharide, c'est-à-dire un sucre composé d'une seule molécule.

Il existe principalement trois monosaccharides :

- le glucose qui ne se trouve que rarement sous cette forme simple dans la nature, mais compose en partie le sucre blanc ;
- le fructose qui se trouve dans les fruits mais aussi dans d'autres aliments (maïs) et dans le sucre blanc ;
- le galactose qui est un des sucres du lait.

Mis à part le cas des fruits, les aliments ne sont jamais constitués de monosaccharides. Leurs sucres sont en fait la combinaison de plusieurs molécules.

Sucres lents et rapides

Les sucres que l'on appelait autrefois « rapides » sont de petites molécules rapidement digérées qui pourraient passer facilement dans le sang. On connaît surtout :

- Le saccharose, qui est le sucre que nous mettons dans les yaourts ou le café. Il est constitué d'une molécule de fructose accrochée à une molécule de glucose.
- Le lactose, sucre du lait, associant glucose + galactose.
- Le maltose présent dans le malt qui est l'association de deux molécules de glucose.

Les sucres que l'on disait « lents » sont de grosses molécules que l'on regroupe sous le nom d'amidon. Elles sont constituées de centaines, voire de milliers de molécules de glucose, attachées les unes aux autres de façon plus ou moins complexe. La digestion de ces sucres sera lente et le glucose devrait passer progressivement dans le sang. Car seuls les monosaccharides peuvent traverser la barrière intestinale et pénétrer dans nos vaisseaux.
Mais, contrairement à ce que laisse penser cette définition, le pain ou la pomme de terre bouillie, constitués d'amidon, sont des sucres au moins aussi « rapides » que le saccharose que vous mettez dans votre thé le matin.
Et inversement, le fructose, sucre on ne peut plus simple, pénètrera 5 fois plus lentement dans le sang que le glucose qui n'est pourtant pas plus complexe.
Pour plus de rigueur et éviter les erreurs d'interprétation, on a transformé le terme de sucre rapide en sucre « simple » et sucre lent en sucre « complexe ».

Finalement, pour le diabétique, la différence entre sucre lent et rapide n'aura de signification que si on la dissocie de la « complexité » de la molécule qui n'intéresse que les biochimistes.

Alors quels sucres choisir ?

Fructose : oui, mais...

Le fructose est souvent appelé le sucre du diabétique car il est très lentement absorbé par l'organisme, il ne donne pas de risques d'hypo- ou d'hyperglycémie et présente un goût sucré agréable. Mais en excès, il peut donner colite et diarrhée et on suspecte un rôle néfaste sur le foie et le pancréas : en effet, chez l'animal, il favorise à long terme l'apparition d'un... diabète.

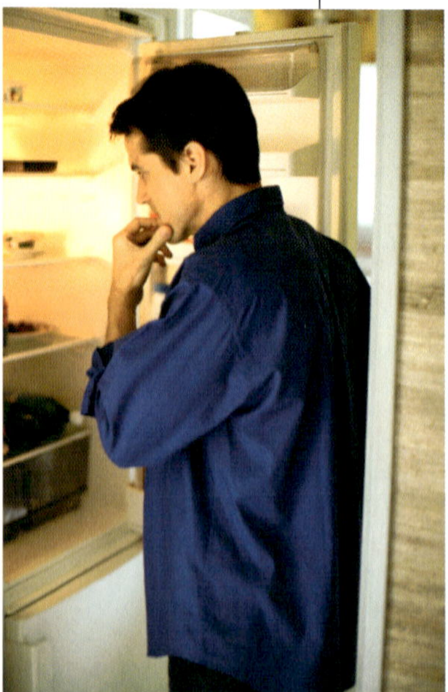

LES SUCRES

Index et charge glycémique

Pour améliorer la glycémie rien n'est plus important que la quantité totale de sucre ingérée chaque jour. Mais la qualité de l'aliment et la façon de le consommer ne sont pas à négliger. Puisque la notion de sucres lents et rapides n'est pas précise, comment les choisir ?

L'index glycémique (IG)

Cet index remplace et clarifie les notions de sucres lents et rapides. Il définit, en effet, la rapidité de passage dans le sang mesurée par l'élévation de la glycémie après le repas et non pas en fonction de la taille de la molécule. Les aliments dont l'IG est élevé font grimper brutalement la glycémie. Ceux dont l'IG est bas ont un effet moins marqué sur le sucre sanguin.

Cet index est essentiel pour le diabétique puisqu'il permet de choisir les aliments qui seront le plus adaptés à sa maladie, son traitement et son niveau d'exercice physique. En prévention, c'est une notion également fondamentale car plus l'index est élevé, plus la glycémie monte rapidement et plus le pancréas devra rapidement sécréter de l'insuline. Et nous savons que chez un patient prédisposé au diabète, plus on sollicite le pancréas et plus on risque de précipiter l'apparition de la maladie.

Il a même été montré que les sucres à index glycémique élevé agissent sur les centres de contrôle de la faim, favorisant le grignotage et l'obésité.

Mais cet index présente deux limites :

- Il ne prend pas en compte la quantité de sucre présent dans l'aliment.

- Un aliment est rarement consommé seul, et le reste du repas, surtout s'il est riche en fibres, peut modifier fortement la rapidité de digestion du glucose et donc l'index glycémique de l'aliment.

C'est pourquoi on parle maintenant de la charge glycémique des aliments.

La charge glycémique

C'est une valeur qui est assez simple à comprendre. La charge glycémique se calcule en multipliant l'index glycémique de l'aliment par sa teneur en glucides.
Ainsi, on prend en considération la quantité totale de sucre apportée par l'aliment et pas seulement la rapidité d'absorption de ce sucre.

C'est certainement le meilleur indice pour choisir les aliments glucidiques chez le diabétique mais il est encore peu utilisé par l'industrie alimentaire et le grand public.
Après cela, il ne restera que deux éléments à prendre en considération :

- la quantité totale d'aliment consommé qui détermine la quantité de sucre ingérée ;

- la composition du repas qui modifie l'absorption intestinale.

Et nous allons voir que ces deux éléments seront les plus importants pour équilibrer l'alimentation.

Prudence entre les repas

Le diabétique ne doit pas fuir les sucres de façon irréfléchie. Ils ne sont pas forcément mauvais pour sa santé. Tout est dans l'équilibre du repas. Par contre, il ne faut jamais consommer d'aliment d'index glycémique élevé en dehors des repas.

Index glycémique élevé : à réserver au sportif

Au même titre que les graisses saturées, les sucres à index glycémique élevé sont systématiquement éliminés de l'alimentation équilibrée. Ils ont quand même un rôle à jouer hors du plaisir gustatif. Ces sucres, passant rapidement dans le sang, sont les meilleurs nutriments pour recharger les muscles en glycogène après un effort.
C'est pourquoi ils sont utiles au sportif en cas d'exercice physique prolongé ou à répétition.

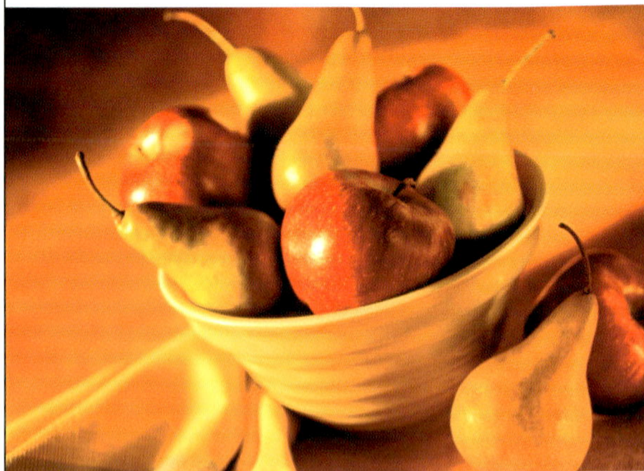

LES SUCRES

Choisir vos aliments

Quels sucres choisir quand on est diabétique ? Faut-il sucrer ses aliments ? Ecarter les pommes de terre ? Voici quelques repères.

Avec ou sans sucre ?

À de rares exceptions près, quand un aliment a un goût sucré, il a un index glycémique élevé.
Ces aliments devront être limités au maximum. En pratique, même si les études montrent qu'il est tout à fait possible pour un diabétique de consommer de la confiture ou du sucre dans le café, il sera logique d'éviter au maximum les aliments au goût très sucré, quitte à les remplacer si besoin par des édulcorants. Cela permet surtout d'aider le patient à maintenir un poids correct.
Le fructose peut parfois remplacer le sucre dans un dessert mais encore une fois il est plus simple d'utiliser des édulcorants afin de limiter la quantité globale de glucides consommés chaque jour.
Il ne faudra pas oublier les notions de plaisir et le tableau ci-contre peut vous aider à choisir une petite douceur de temps en temps. Vous aurez remarqué l'index glycémique très faible du chocolat noir à condition qu'il soit supérieur à 70 % de cacao. Il ne faut bien sûr pas en abuser.

Plus c'est cuit, plus c'est glycémiant

Plus un féculent est cuit et plus vite il est absorbé. Les pâtes « al dente » ont donc un index glycémique plus faible. De même, le riz normal a un IG plus faible que les riz « cuisson rapide » précuits et les pommes de terre à l'eau sont absorbées plus lentement que celles cuites au four ou préparées en purée.

Index glycémique de quelques aliments

Aliments	Index glycémique
Glucose	100
Pomme de terre	90
Pain blanc	90
Corn flakes et blé soufflé	80
Pain campagne	72
Barre Mars	70
Sucre blanc	70
Confiture	70
Semoule	65
Riz blanc	60
Pain complet	55
Pâtes	50
Riz complet ou basmati	50
Boulghour	45
Petits pois	40
Quinoa	35
Pomme, poire	35
Yaourt maigre, lait	32
Haricots verts	30
Lentilles	30
Chocolat noir > 72 %	22
Fructose	20
Soja	15
Légumes, ail, oignon	10

Féculents : oui, mais complets

L'autre élément évident dans le tableau, c'est le fait que plus un féculent est riche en fibres et plus son index glycémique est bas.
Toujours pour rester le plus pratique possible, le diabétique devra éviter au maximum les féculents trop « blancs » et en particulier le pain blanc (baguette, pain de campagne, riz blanc) mais aussi les pommes de terre frites, en purée ou cuites au four.
Il faudra privilégier les féculents complets : pain complet, pain au son, riz et pâtes complets, pain au seigle complet, quinoa, boulghour ainsi que les légumes secs qui sont riches en fibres mais aussi en protéines.
On se méfiera des céréales du petit déjeuner si elles ne sont pas associées à des fibres comme le son de blé. Les corn flakes, riz ou blé soufflés seront évités à moins d'y associer au moins 50 % de céréales au son. L'idéal étant les flocons d'avoine.

Des fruits : oui, mais entiers

Un des desserts possibles pour le diabétique reste sans aucun doute les fruits à condition de les choisir peu sucrés (éviter les bananes ou la mangue), riches en fibres (poire, pomme) et de les consommer entiers (éviter les jus de fruits, surtout industriels).

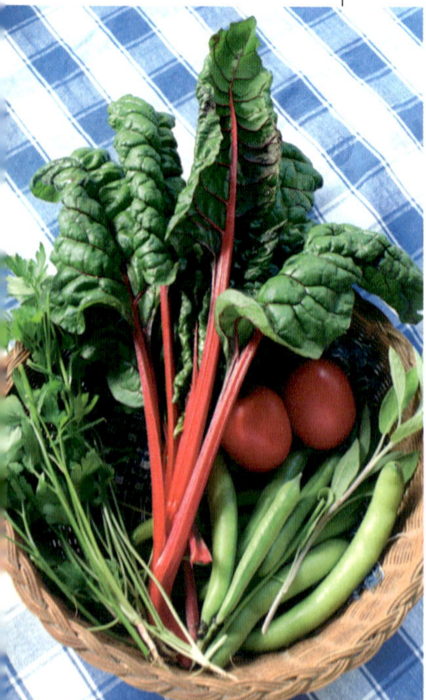

LES FIBRES ALIMENTAIRES

Pas de repas sans fibres

Je considère que les fibres alimentaires représentent les aliments les plus importants pour notre santé à condition qu'elles ne soient pas trop « dures ». Elles permettent de prévenir de nombreuses maladies et comme elles sont surtout présentes dans les aliments végétaux, en consommer nous amène à augmenter notre apport en vitamines et minéraux.

Les fibres sont des « sucres » qui ne sont pas digérés et seront dégradés en partie par la flore du colon. Provenant essentiellement des végétaux, les fibres alimentaires sont classées de différentes façons. La plus pratique pour le consommateur est la suivante :
- **les fibres « dures »** ou cellulose dont le son de blé est le principal représentant ;
- **les fibres « solubles »** qui se retrouvent surtout dans les légumes, les fruits et légumineuses.

Mais le terme de « fibres » regroupe aujourd'hui de nombreuses molécules. Nous ne détaillerons ici que celles qui concernent le diabète.

Intérêt des fibres pour le diabétique

Nous avons vu dans les chapitres précédents la définition de l'index glycémique et l'importance de la vitesse d'absorption des sucres qui module la glycémie post-prandiale (après le repas). Le premier but des fibres alimentaires sera de ralentir l'absorption des sucres et donc les conséquences de l'hyperglycémie post-prandiale.

Mais les fibres auront d'autres propriétés :
- amélioration du transit intestinal
- diminution de l'absorption du cholestérol
- amélioration du rapport « bon » cholestérol (ou HDL) / « mauvais » cholestérol (ou LDL)
- diminution des risques de cancer du colon
- diminution des fringales par « étalement » de l'absorption des aliments dans le temps.

Les fibres ont aussi des effets secondaires

Les fibres « dures » comme le son de blé peuvent être assez irritantes pour les intestins fragiles, entraînant des douleurs et parfois un peu de diarrhée.
Tous les types de fibres, en ralentissant l'absorption des aliments, vont diminuer l'absorption des minéraux et en particulier du calcium. Heureusement, les aliments riches en fibres sont aussi plus riches en oligo-éléments.

Comment choisir ces fibres en pratique ?

Une première règle simple : aucun repas sans fibres alimentaires. Les autres principes seront :
- privilégier les fibres solubles (fruits et légumes) qui sont tout aussi efficaces et mieux tolérées ;
- si l'intestin est « irritable », choisir des fibres cuites et plutôt mixées (soupe, purée de légumes, compotes).

Le matin	Pain ou biscotte complets. Ajouter des fruits crus (s'ils sont bien digérés) ou cuits mais jamais de jus de fruits qui ne contient plus aucune fibre.
Midi et soir	Consommer systématiquement des légumes, crudités ou soupe. Ajouter un féculent « complet » : pain, riz ou pâtes complets, boulghour ou bien un légume sec suivant les goûts et la tolérance intestinale.
Collation	Privilégier les fruits entiers.

En cas d'intestin fragile

Les fibres c'est bien et même indispensable, mais comment faire si vous avez un colon irritable ? Choisissez des fibres solubles (fruits et légumes), cuites et éventuellement mixées. Ne prenez jamais de crudités en entrée mais accompagnez de temps en temps le plat principal d'une salade verte. Consommez des légumes secs, bien cuits et uniquement s'ils ne déclenchent pas de flatulences.

LES LIPIDES

Graisses saturées et insaturées

Les graisses ont été longtemps rejetées de l'alimentation car elles sont beaucoup plus caloriques et favorisent l'obésité. Aujourd'hui, nous savons qu'il y a de bonnes et de mauvaises graisses et que certaines sont indispensables à la vie au même titre qu'une vitamine.

Les graisses saturées : notre principal ennemi

Ces graisses (ou acides gras) sont surtout présentes dans les aliments d'origine animale et en premier lieu le bœuf et donc le lait et ses dérivés.

Ces aliments ont deux principaux défauts :
- ils sont riches en acide palmitique et myristique qui sont les deux acides gras les plus néfastes à la santé ;
- ils sont pauvres en graisses insaturées dont nous verrons plus loin les propriétés.

Sur le plan vasculaire, ces acides gras sont plus néfastes que le cholestérol lui-même. Ces graisses n'ont pratiquement aucun intérêt nutritionnel si ce n'est l'apport énergétique qui peut être utile dans certaines conditions.

Le cacao (aliment très gras) contient surtout de l'acide stéarique qui est moins néfaste sur le plan cardio-vasculaire mais qui fait tout autant grossir.

Les graisses mono-insaturées, amies du diabétique

Le principal représentant de cette classe est l'acide oléique qui, comme son nom l'indique, est très présent dans l'huile d'olive.

Graisses : un retour en grâce ?

On a longtemps cru les graisses responsables de nombreuses maladies, dont le diabète, ce qui a conduit certains spécialistes à recommander des régimes pauvres en corps gras. Mais les dernières études épidémiologiques, comme l'Etude des infirmières de l'université Harvard (Boston, Massachusetts) ne trouvent pas de relation entre la quantité de graisses et le risque d'apparition du diabète. En revanche, la qualité des graisses consommées peut éviter ou favoriser l'apparition de certaines maladies.

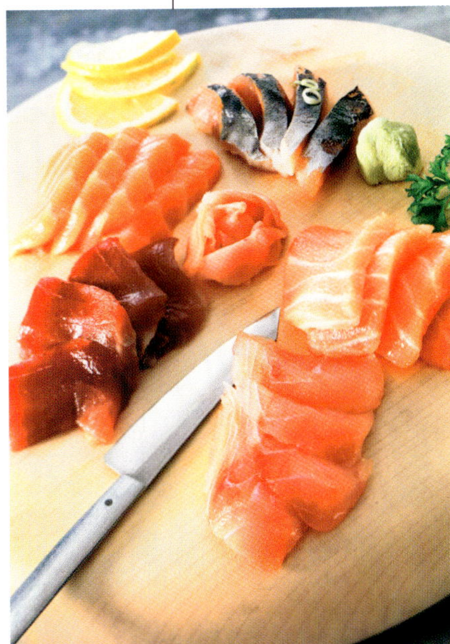

Les acides gras mono-insaturés sont particulièrement favorables à la santé. Ils ont un rôle bénéfique sur le plan cardio-vasculaire mais aussi sur le diabète. Ils sont moins « protecteurs » que les acides gras poly-insaturés mais ils n'ont aucun rôle néfaste pour la santé.
Ils supportent très bien la cuisson et sont très digestes.

En dehors des huiles végétales, on les trouve aussi dans la viande de porc, les noisettes, les avocats.

Les graisses poly-insaturées, essentielles pour la santé

On distingue les acides gras :

- « **Oméga-6** » présents essentiellement dans les huiles végétales (surtout quand elles sont de première pression à froid), sauf dans l'huile d'olive qui ne contient que des mono-insaturés ;
- « **Oméga-3** » présents surtout dans les poissons et certaines huiles (noix, lin, cameline, soja et colza).

Ni plus ni moins gras

Aucune huile n'est moins « grasse » qu'une autre. Les graisses, bonnes ou mauvaises, font toutes grossir de la même manière. Comme certaines sont essentielles à la santé, il est important de limiter la consommation des graisses saturées.

Les oméga-6 vont avoir un rôle bénéfique sur la peau et un peu sur les artères.
Les oméga-3 sont utiles au système nerveux et surtout au système cardio-vasculaire.
Dans les deux cas, ces lipides sont essentiels à la santé mais comme ils sont assez « fragiles », ils s'oxydent facilement et peuvent ainsi présenter quelques inconvénients. C'est pourquoi il faudra les consommer dans certaines conditions et en quantité contrôlée.

LES LIPIDES

Comment les intégrer dans l'alimentation

Le choix des graisses alimentaires est tout aussi important pour la santé du diabétique que le type ou la quantité de sucre ingéré.

Le risque de maladie cardio-vasculaire est étroitement lié à l'utilisation de bonnes ou de mauvaises graisses. Parallèlement, la consommation de lipides va jouer un rôle important sur l'obésité.

Les graisses visibles

Le beurre n'a pas d'intérêt nutritionnel chez le diabétique. Il est riche en graisses saturées et sera limité au maximum. Sur le pain, s'il n'y a pas de problème de poids, on utilisera une margarine de bonne qualité : Margarine Primevère enrichie en oméga-3 (protège mieux les artères) ou Proactiv riche en stérols (fait baisser le cholestérol). Sur les légumes, on va privilégier les huiles végétales crues de première pression à froid (soja, colza, olive en particulier).

Pour la cuisine, il faut utiliser essentiellement l'huile d'olive ou éventuellement l'huile d'arachide.

La cuisson dégrade les acides gras mono - et polyinsaturés. Il faut préférer une cuisson sans matière grasse et ajouter ensuite de l'huile sur l'aliment.

Choisir vos huiles

L'huile d'olive doit représenter environ 50 % de la consommation d'huile. Elle sera utilisée aussi bien crue que cuite en préférant la première solution.

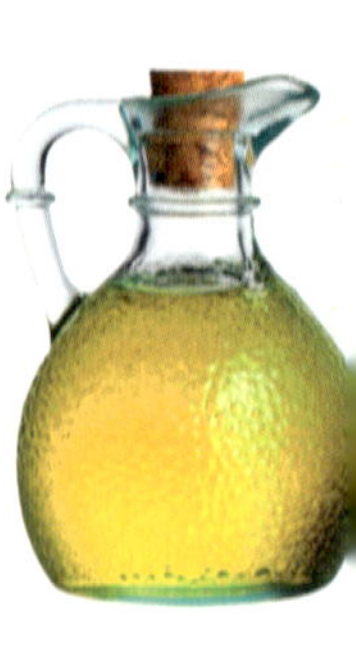

Phytostérols : des plantes contre le cholestérol

Les plantes fabriquent naturellement des substances appelées phytostérols, qui ressemblent au cholestérol et peuvent, par compétition, réduire son taux dans le sang. L'alimentation (huiles vierges, fruits oléagineux secs, légumineuses) en apporte environ 300 mg par jour. Mais pour voir le cholestérol baisser de l'ordre de 10 %, il faudrait en consommer 1 à 2 grammes par jour, d'où l'intérêt des margarines enrichies, mais aussi des compléments alimentaires à base de phytostérols que l'on trouve en pharmacie comme Bakol.

Pour les autres huiles qui apportent des acides gras poly-insaturés on choisira :

- une huile vierge, de première pression à froid, si possible biologique ;
- avant tout des huiles de soja et de colza qui apportent des oméga-3 et 6 de façon équilibrée ;
- une utilisation crue. Il ne faut jamais faire chauffer ces huiles sous peine de détruire tous les acides gras essentiels qu'elles contiennent.

On évitera les huiles raffinées et on prendra l'habitude de varier les saveurs pour un meilleur équilibre nutritionnel.

Les graisses « cachées »

Ce sont des lipides présents de façon plus ou moins évidente dans les aliments :

- Les laitages ne contenant que des mauvaises graisses, ils seront choisis « allégés », à 0 % de matières grasses.
- Les viandes contiennent surtout des graisses saturées. Elle seront consommées avec modération.
- Les poissons ne contiennent pas de mauvaises graisses et sont riches en oméga-3. Une consommation de poisson 3 fois par semaine réduit significativement le risque de maladie cardio-vasculaire.

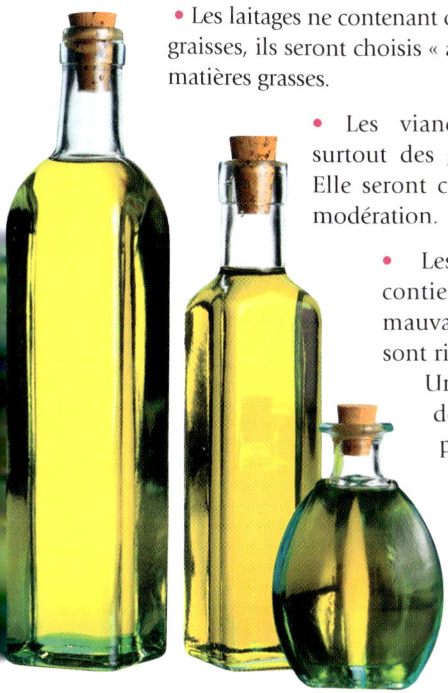

Huiles fragiles

Les huiles de bonne qualité, biologiques en particulier, sont nettement supérieures pour la santé mais se conservent mal. À part l'huile d'olive, achetez-les en petite quantité, conservez-les au froid et consommez-les dans les trois mois qui suivent l'ouverture de la bouteille.

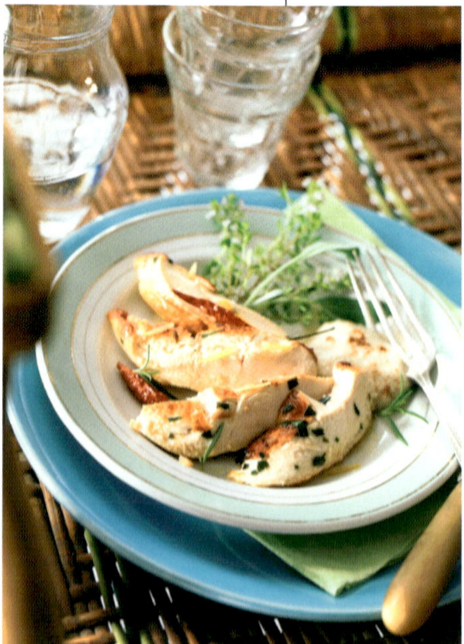

Ne pas confondre viande et protéines

Un individu sain doit consommer chaque jour et pour chaque kilogramme de poids corporel 1 g de protéines, soit 75 g de protéines pour un homme dont le poids idéal serait de 75 kg. La viande comme le poisson apportent environ 18 g de protéines pour 100 g d'aliment. Si on ne mangeait que de la viande, il faudrait alors en consommer plus de 400 g par jour pour assurer cet apport de 75 g à l'organisme.

LES PROTÉINES

Intéressantes pour la santé

Les protéines constituent les « briques » de l'organisme. Elles permettent de fabriquer des muscles mais aussi tous les autres organes (os, cœur…). Elles sont aussi les principaux constituants de tout ce qui agit dans le corps humain : hormones, système immunitaire, enzymes…

Des aliments indispensables

Une protéine est un assemblage d'acides aminés. Il en existe vingt mais huit d'entre eux sont dits « essentiels » car nous ne savons pas les fabriquer et nous devons les trouver dans notre alimentation.

Une protéine est comme un collier de perles de vingt couleurs différentes. Si à un moment, vous devez mettre une perle rouge et que vous n'en n'avez plus, vous pouvez jeter toutes les perles car vous ne pourrez jamais finir votre collier.
Ainsi, s'il vous manque un seul acide aminé essentiel, cette carence est aussi lourde de conséquences qu'une carence totale en protéines.

C'est pourquoi le choix des protéines sera fondamental afin d'éviter une fonte musculaire destinée à compenser une carence.

Encore plus importants chez le diabétique

L'apport en protéines chez un sujet sain doit être environ d'1 g d'acides aminés par kilo de poids idéal soit encore 12 à 15 % de l'apport calorique global.
Dans tout un ensemble de situations pathologiques, les besoins de l'organisme sont plus élevés. C'est le cas du diabète où la consommation protidique doit dépasser 15 % de l'apport calorique de la journée.
Il en est de même chez le sujet obèse qui maigrira plus facilement et conservera ses muscles si son régime est hyperprotidique.
Vous comprenez que chez le diabétique de type II, souvent trop gros, l'apport en protéines est indispensable.

Pas sans défaut

Un aliment protidique peut présenter des inconvénients dans deux situations :

- Il n'apporte pas tous les acides aminés essentiels. On dit que son index chimique est faible. La protéine de référence est l'œuf qui a un index chimique de 100. La viande est à 80 (ce qui est correct) mais le pain ou les lentilles sont à 20, ce qui est totalement insuffisant. C'est pourquoi les régimes végétariens stricts entraîneront forcément des carences à moyen terme.

- Il contient d'autres nutriments néfastes pour la santé : c'est le cas de la viande rouge, riche en graisses saturées, qui augmente le risque de maladies cardio-vasculaires.

Il faut donc que le diabétique consomme régulièrement des protéines, nécessaires à sa santé, en apprenant à les choisir pour qu'elles n'apportent que des bonnes choses.

Lentilles cherche partenaire

Les lentilles contiennent plus de protéines (22 %) que le poisson ou la viande (18 %) mais l'index chimique des légumes secs est très faible (20) du fait d'une carence en acides aminés soufrés. Les lentilles seules ne peuvent donc pas être considérées comme un aliment protidique, ce qui n'enlève rien à leurs autres qualités nutritionnelles.

LES PROTÉINES

Choix et mode d'utilisation

Comment respecter les règles citées dans le précédent chapitre sans compliquer l'organisation des repas ?

Connaître l'index chimique des aliments protidiques

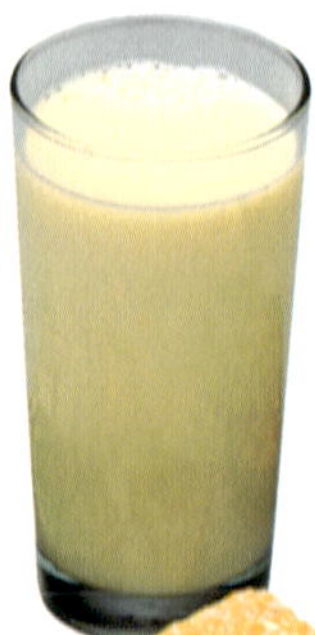

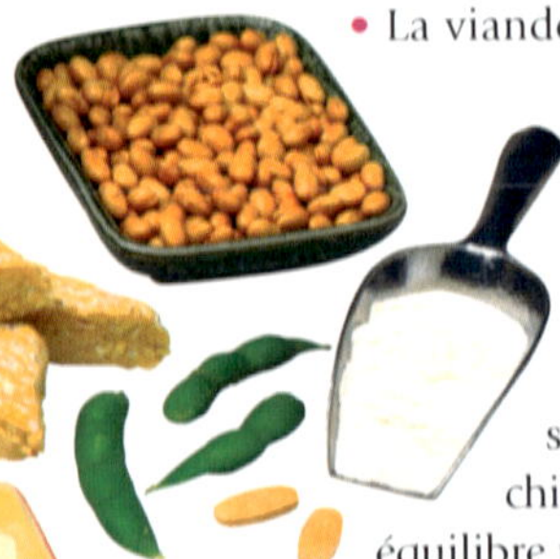

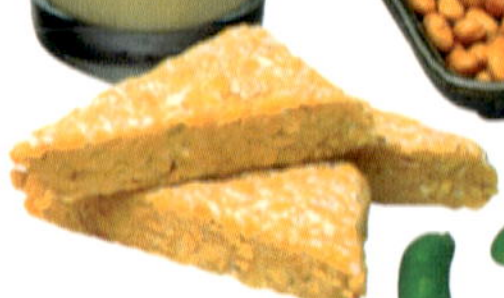

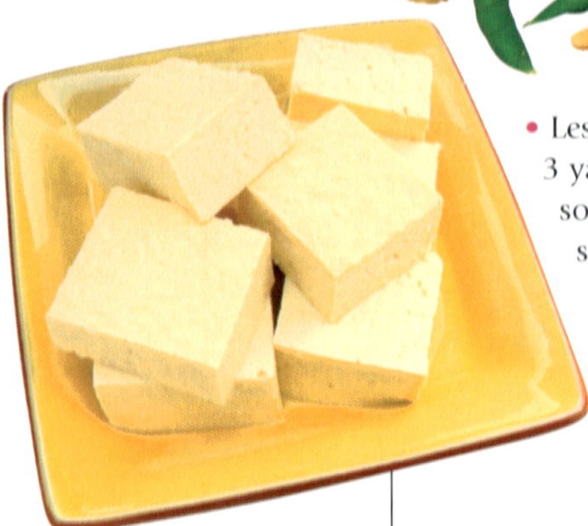

Ne confondez pas l'index chimique des protéines et l'index glycémique des sucres. Si vous avez un doute, relisez le chapitre précédent qui rappelle la définition.

- L'œuf présente le meilleur équilibre en acides aminés mais il est très gras et contient beaucoup de cholestérol.
- La viande a un bon équilibre protidique mais apporte beaucoup de graisses saturées. On lui préfèrera les volailles, le filet maigre de porc, un peu de jambon et surtout le poisson qui a le même indice chimique que la viande avec un équilibre parfait en lipides.
- Les laitages apportent peu de protéines (il faut 3 yaourts pour remplacer 100 g de viande), ils sont riches en graisses saturées et même en sucre (3 yaourts nature = 5 sucres de 4 g).
- Le soja et tous ses dérivés comme le tofu, le tempeh sont les seules protéines végétales à posséder un bon équilibre en acides aminés.

Les autres végétaux doivent être associés entre-eux pour potentialiser leur index chimique : céréales (riz, semoule, blé) + légumes secs (lentilles, pois chiches, haricots).

Deux repas par jour à base de protéines de bonne qualité

Le déjeuner du midi est le meilleur repas pour consommer une protéine animale de bonne qualité : viande, volaille, poisson.
Idéalement, il faudrait consommer une protéine le matin : jambon, œuf, volaille ou éventuellement un laitage.
Le dîner doit toujours être plus léger. Suivant le repas du matin, il contiendra des protéines animales (poisson, œuf, jambon, fromage) ou végétales (tofu ou mélange céréales+légumineuses).

Quantité et préparation

Contrairement à la croyance populaire, les protéines animales ne doivent pas être grillées car on crée alors des composés carbonés cancérigènes.
La viande sera consommée crue ou cuite à l'étouffée ou à l'eau (pot eu feu), éventuellement au four.
La volaille sera cuite au four et mangée sans la peau (riche en graisse et pauvre en protéines).
Le poisson pourra être cru ou cuit à la vapeur ou au court bouillon.
Les œufs seront consommés idéalement à la coque ou pochés car quand le jaune est cru, il apporte de la lécithine qui est bénéfique pour nos artères.
On se rappellera que pour un adulte, une ration de protéines représente environ 150 g de viande ou poisson, soit 3 tranches de jambon ou 2 à 3 œufs.

Une semaine de protéines

Bœuf - agneau - veau	1 ou 2 fois
Porc - gibier - abats	1 fois
Volaille	2 à 3 fois
Jambon	1 fois
Poisson	2 à 3 fois
Œufs	2 fois
Tofu	1 ou 2 fois
Fromage	1 ou 2 fois
Céréales + légumes secs	2 fois

Pas si mauvais

Les protéines sont souvent critiquées. En fait, il n'a jamais été démontré qu'un apport plus important d'acides aminés était néfaste pour l'organisme s'ils sont tous présents de façon équilibrée. C'est la présence de graisses saturées et de composés carbonés, voire d'hormones qui font dire que les protéines favorisent certaines maladies. D'où l'importance de bien les choisir et savoir les cuisiner.

Votre petit déjeuner

Dès ce premier repas, nous allons nous rappeler du vieil adage qui dit :
- Un petit déjeuner de roi
- Un déjeuner de prince
- Un dîner de mendiant

Le rythme de nos sociétés industrialisées a déplacé le principal repas vers le soir. C'est autour du dîner que se passe la convivialité, entre amis ou en famille. On se couche tard, on se lève au dernier moment et le petit déjeuner est trop souvent négligé.

Le diabétique, plus que tout autre, a besoin d'un petit déjeuner équilibré. C'est ce repas qui va terminer le jeûne de la nuit et il est primordial pour la santé. C'est aussi lui qui va nous permettre de bien commencer la journée.
De la qualité du petit déjeuner dépendra notre dynamisme et l'absence de fringale jusqu'au déjeuner.

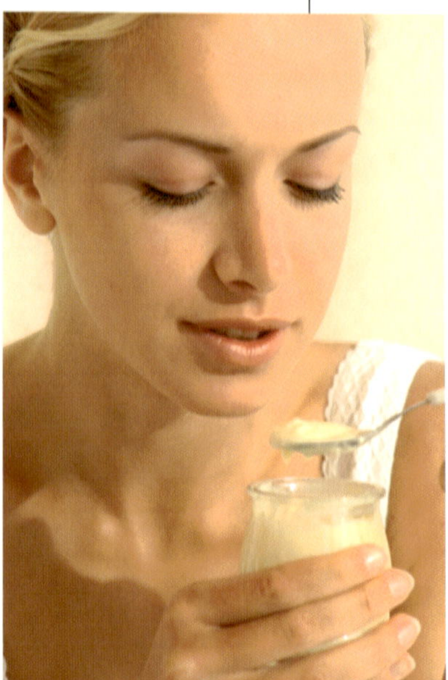

Le petit déjeuner doit être un repas complet

Il est indispensable de fuir ces repas à base de pain beurre et confiture. Les viennoiseries ne sont pas meilleures. Car comme vous avez pu le comprendre dans les chapitres précédents, ces deux exemples de petits déjeuners traditionnels en France ne sont composés que de sucres à index glycémique élevé (et pour les viennoiseries de composés toxiques pour les cellules).

Il faut donc redécouvrir les petits déjeuners que faisaient nos ancêtres, avec des protéines ou des céréales.

Mais pour y arriver, il faut se reconditionner :
- Faire un repas du soir plus léger et ne pas grignoter dans la soirée devant la télévision. Vous vous lèverez avec plus d'appétit.
- Accepter de se lever 15 minutes plus tôt pour prendre le temps d'un vrai repas, assis tranquillement. Ne dit-on pas que l'avenir est aux gens qui se lèvent tôt !
- Et puis il faut avoir envie de s'occuper de soi, de se faire plaisir et de rester en bonne santé. Je vous proposerais bien de vous lever encore un peu plus tôt pour faire 15 minutes de gym tous les matins mais j'ai peur de paraître un peu exigeant !

Petit déjeuner salé

À côté d'une boisson sans sucre : thé, tisane, café, chicorée, pollen, on peut consommer un petit déjeuner « salé » qui est probablement le meilleur choix chez le diabétique :

3 tranches de pain complet ou 3 Wasa® (seigle complet),

2 œufs à la coque ou jambon blanc et jambon de volaille,

1 compote ou un yaourt maigre.

Petit déjeuner sucré

Pour un petit déjeuner « sucré » où on appliquera certains conseils établis par le Dr Kousmine :

1 yaourt de soja et une compote,

All Bran® nature,

quelques amandes passées au mixer avec une cuillère à soupe de graines de courge, une de graines de lin et une de lécithine de soja en granulés,

1 ou 2 tranches de pain complet avec 10 g de margarine Primevère®.

Choisir vos aliments

Des glucides à index glycémique bas : céréales complètes, pain complet ou au son, flocons d'avoine, All Bran ®, Muesli sans sucre.
Des protéines qui vont permettre d'améliorer la satiété dans la matinée et ralentir l'absorption des sucres : œufs, jambon, volaille ou lait de soja, yaourt maigre et pourquoi pas de la viande ou du poisson pour ceux qui aiment.
Eviter les aliments gras, surtout riches en acides gras saturés : beurre, charcuteries, fromage, gâteaux, biscuits et viennoiseries.
Ajouter des aliments riches en micronutriments : compotes, fruits oléagineux, germe de blé, graines de lin ou de tournesol. Les fruits crus peuvent être mal digérés le matin et les jus de fruits présentent un index glycémique élevé.

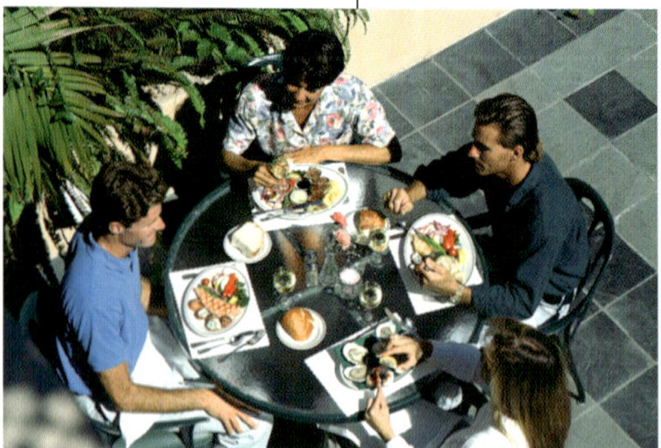

Votre déjeuner

Ce repas dépendra beaucoup des conditions dans lesquelles il est pris : domicile, restaurant d'entreprise, cafétéria, bureau... Un diabétique doit faire attention à chacun de ses repas. Il faudra établir un menu équilibré quel que soit l'endroit où l'on mange. C'est parfois un peu difficile mais jamais impossible.

Un repas qui doit être prévu

Si vous souffrez de diabète, vous devez éviter cette mauvaise habitude qui consiste à manger ce qui vous tombe sous la main au moment où vous avez faim.
Le déjeuner ne doit pas être décidé au dernier moment mais pensé à l'avance.
Vous devez le plus tôt possible dans la matinée décider dans quelles conditions vous allez déjeuner pour ne pas être pris au dépourvu au dernier moment.
C'est en sachant où vous allez manger que vous pourrez organiser votre repas, que ce soit au restaurant ou à la boulangerie. Cela vous permettra de vous conditionner et ne pas choisir vos aliments uniquement par gourmandise.

Aliments à consommer le midi

Toujours consommer une protéine animale car un apport en acides aminés de qualité est indispensable pour la santé. On choisira bien sûr de préférence des protéines peu grasses : volaille, poisson en particulier et en quantité suffisante

(150 g. minimum), cuites sans matières grasses (à l'eau, à la vapeur ou au four). Il est bien préférable de consommer ces protéines le midi plutôt que le soir.
Ce plat principal devra être systématiquement accompagné de légumes et/ou crudités assaisonnées avec une bonne huile végétale (voir le chapitre sur les lipides).

Comme à chaque repas, on associera un glucide d'absorption lente. Si l'on consomme suffisamment de légumes, il n'est pas indispensable de choisir des céréales complètes car le repas est déjà riche en fibres.
De plus, le midi, il est préférable d'augmenter la ration de protéines et limiter celle de féculents. On ajoutera donc une pomme de terre, 2 cuillères à soupe de riz ou de lentilles ou de blé complet ou simplement 2 tranches de pain au son.

On évitera le fromage lors de ce repas déjà riche en produits d'origine animale.

Le meilleur dessert sera le fruit, cuit ou cru suivant votre tolérance digestive.

Déjeuner au restaurant

crudités variées avec un peu d'huile d'olive,
poisson vapeur avec riz et légumes,
1 tranche de pain complet ou 1 Wasa,
1 compote de pomme sans sucre ajouté.

Déjeuner au bureau
(pour ceux qui peuvent apporter leur repas)

salade composée avec crudités variées et une pomme de terre vapeur,
1 oeuf dur et 2 tranches de jambon blanc maigre,
vinaigrette à base d'huile de colza ou de soja,
2 biscottes complètes,
1 fruit.

Déjeuner à la cafétéria

poulet froid sans mayonnaise avec une salade mixte,
ou salade composée avec œuf et surimi,
un yaourt maigre aux fruits.

Repas au bureau non organisé

aller à l'épicerie ou au supermarché du coin et choisir :
un substitut de repas hyperprotéiné,
2 ou 3 tomates à la croque au sel,
3 Wasa fibres,
1 compote sans sucre ajouté.

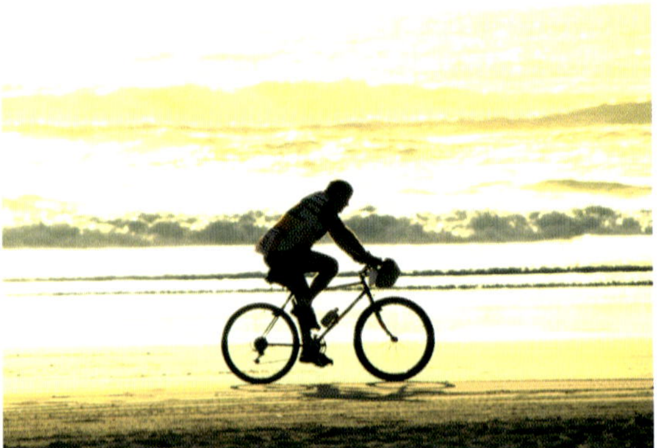

Votre dîner

Il faudra essayer de prendre l'habitude d'un dîner plus frugal, plus riche en glucides complexes.

Pourquoi la frugalité ? À cela trois raisons :
- on fait peu d'exercice après le repas du soir et il n'est pas nécessaire de faire des excès qui seront automatiquement stockés sous forme de graisse ;
- le sommeil sera toujours meilleur si le dîner est plus digeste ;
- vous vous réveillerez avec un meilleur appétit et serez en condition pour faire un vrai petit déjeuner.

Règles générales pour le dîner

Contrairement au déjeuner, le repas du soir sera moins riche en protéines (donc en graisses animales) et apportera plus de glucides complexes (ce qui limitera les hypoglycémies nocturnes et permettra une nuit plus sereine).
Pour obtenir cela, il faudra éviter les sucres d'absorption rapide et enrichir le repas en fibres (légumes et crudités mais aussi légumes secs).

Les aliments de choix

Consommer avant tout des crudités et légumes sous toutes leurs formes. L'hiver on va privilégier les soupes avec peu de pommes de terre et sans graisses animales (ni crème ni lard). L'été, ce sera le tour des salades composées avec des légumes de toutes les couleurs (carottes, tomates, choux rouge, maïs, salade, betteraves, céleri, fenouil). L'importance est dans la variété mais aussi dans la qualité (légumes frais, si possible biologiques).

Ces légumes et crudités seront l'occasion d'utiliser de bonnes huiles de première pression à froid : huile de colza ou de soja en particulier mais aussi de sésame, de noisette ou de noix et bien sûr l'huile d'olive.
On y associera des sucres complexes en cherchant à mélanger les céréales complètes (boulghour, quinoa, sarrasin, riz ou pâtes complètes) aux légumes secs (lentilles, fèves, pois chiches…) qui sont complémentaires sur le plan des acides aminés.
Les protéines animales seront moins représentées le soir. On consommera surtout des œufs, un peu de poisson mais aussi des protéines végétales comme le tofu (dérivé du soja). Cet apport limité en produits animaux permettra de manger un peu plus de laitages le soir : fromage ou yaourt.

Exemples de dîners

soupe de légumes et pommes de terre
sardines à l'huile avec 2 tranches de pain complet et une salade verte à l'huile de noisette
1 yaourt de soja aux fruits

crudités variées avec une vinaigrette à base d'huile de colza
plat de lentilles et riz avec un peu d'huile d'olive
50 g de gruyère sans pain
1 tisane

légumes variés cuits à la vapeur avec semoule et poix chiches + huile d'olive et épices de couscous
2 œufs au plat
1 compote

tofu cuit à la poêle et ratatouille
3 tranches de pain complet
1 yaourt 0 % aux fruits.

Rythme des repas

Le dîner ne doit jamais être pris trop tard, trop proche du coucher. L'idéal serait même de faire une promenade digestive avant d'aller au lit car il n'est pas sain de manger et de dormir trop rapidement derrière. Le rythme professionnel et social ne nous permet pas toujours d'être aussi raisonnable.
Si le repas précède suffisamment le coucher, vous aurez peut-être une fringale en fin de soirée. Faire une petite collation 2 heures après le dîner n'est pas interdit. Un fruit ou un laitage maigre pourront même vous aider à équilibrer la glycémie de la nuit et avoir un meilleur sommeil. Mais attention aux sucres rapides avant d'aller dormir qui favoriseraient des hypoglycémies nocturnes déstabilisantes.

Vos collations (et autres)

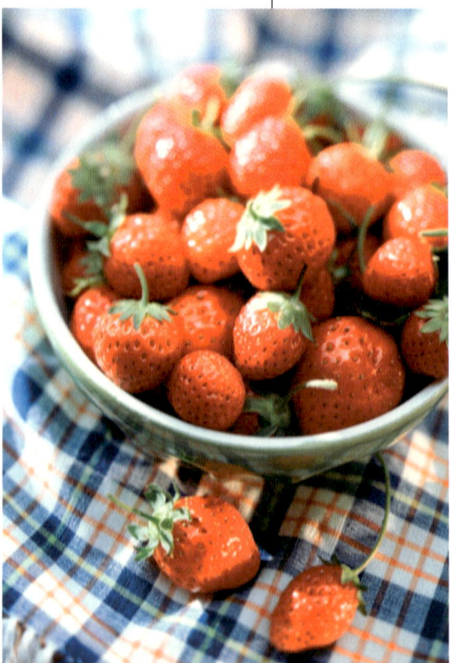

Quelques exemples de collations
un ou deux fruits
un fruit peu acide ajouté à un yaourt de soja nature et une cuillère de germe de blé moulu
du Weetabix + All-bran avec du lait de soja
une compote sans sucre avec un yaourt maigre et quelques amandes
2 Wasa avec une tranche de jambon de volaille ou un œuf dur ou 30 g de gruyère

Le diabétique doit fractionner son alimentation pour « lisser » le mieux possible son taux sanguin de sucre (glycémie). Les repas devant être raisonnables en quantité, il sera nécessaire de faire entre une et trois collations chaque jour.

Les aliments pour collation

En premier lieu : les fruits. Les fruits crus sont plus digestes quand ils sont mangés en dehors des repas. C'est pourquoi ils représentent souvent une collation idéale.
Ces fruits, même s'ils contiennent du fructose, ont quelquefois une charge glycémique élevée. Il faudra donc choisir de préférence des fruits peu sucrés (éviter les bananes, mangues, cerises, figues…).

Il faudra aussi penser aux fruits oléagineux qui, s'ils sont un peu gras, contiennent peu de graisses saturées, peu de sucre et sont riches en micronutriments. En revanche, on évitera les fruits secs (raisins, abricots…) trop sucrés, et les jus de fruits qui sont dépourvus de fibres. On peut aussi consommer des laitages entre les repas. Ils apportent peu de sucre, un peu de protéines et pas de graisses si on les choisit maigres. De plus, ils s'associent souvent assez bien avec des fruits peu acides (pommes, fraises, pêches…).

Une autre solution sera de choisir des protéines avec un peu de sucres complexes, à l'image du petit déjeuner.

Les aliments « accessoires »

Je ne veux pas terminer ces conseils diététiques sans parler des aliments « accessoires », des boissons, des condiments, des aromates. Nombre de ces aliments apportent des micronutriments très favorables à la santé.

Côté boissons, on peut consommer :
- un verre de vin rouge par jour (mais pas plus) pour son effet protecteur cardio-vasculaire ;
- un ou deux bols de thé ou tisanes par jour pour l'apport en flavonoïdes protecteurs des maladies dégénératives ; du malt (appelé aussi succédané de café) et de la chicorée qui favorisent la digestion et aident à réduire la consommation de café.

Les épices herbes et aromates, ceux que nos parents appelaient les « simples », ont de nombreuses qualités nutritives :
- Les herbes apportent des oligo-éléments et des vitamines à l'image du persil qui est un des aliments les plus riches en vitamine C.
- L'oignon et surtout l'ail, riche en sélénium et soufre, sont des protecteurs vasculaires et des fluidifiants sanguins.
- Les épices colorées sont riches en anti-oxydants et surtout en caroténoïdes (paprika, cannelle, muscade, curry) et aident à digérer. Méfiez-vous des plus épicées comme le piment qui agressent les muqueuses digestives.

Et ces simples auront un autre avantage : donner du goût aux plats tout en aidant à limiter la consommation de sel.

Un air du midi

Nous savons que la cuisine méditerranéenne ou crétoise présente de nombreux avantages pour la santé. Une des raisons est l'utilisation fréquente d'ail, de persil, de ciboulette, d'épices qui illuminent les plats, protègent nos artères et préviennent probablement le cancer par les terpènes qu'ils contiennent.

Conclusions sur l'alimentation du diabétique

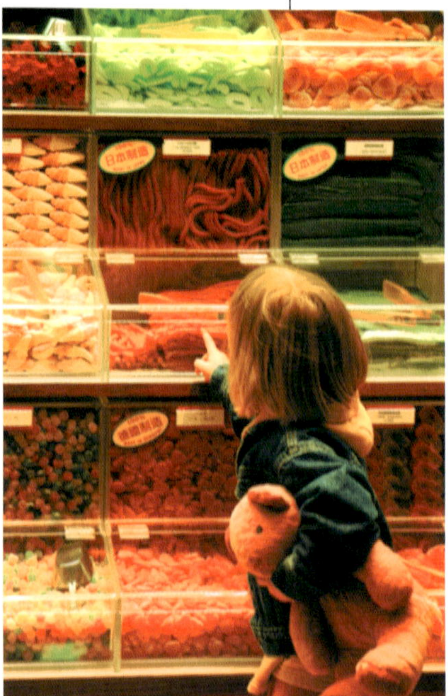

La diététique est réellement le premier traitement du diabète tout au long de son évolution. Avec le sport, c'est le seul traitement préventif efficace. La nutrition permet d'aider à prévenir des complications et aucun médicament ne peut se passer d'une alimentation équilibrée.

Une éducation à faire

Aucune règle diététique ne peut être appliquée sans la pleine et totale collaboration du patient. En fait, il faut faire chez le diabétique ce que les parents et l'école n'ont pas toujours réussi : une éducation nutritionnelle. Mais alors que l'école est obligatoire, ici, rien ne doit être imposé.

Il est essentiel que le médecin et l'entourage du malade lui fassent prendre conscience de l'importance du « réglage alimentaire » et il est prioritaire qu'il décide de changer définitivement ses habitudes.

Le patient devra alors accomplir une démarche personnelle d'apprentissage. Il doit être conscient que cela peut être long et difficile car on lui demande souvent d'aller contre ses goûts et parfois sa culture familiale.

Mais s'il parvient à suivre cette démarche, son diabète peut définitivement s'équilibrer sans aucun traitement, évitant ainsi toutes sortes de complications désagréables.

Prise en charge comportementale

On ne peut pas évoquer le changement des habitudes alimentaires sans parler de prise en charge du comportement alimentaire. Car c'est bien là que se situe, comme pour l'obésité, le nœud du problème.

Le malade doit se reconditionner, perdre ses habitudes ancestrales, lutter contre son atavisme et aller parfois à l'encontre de l'éducation maternelle. Il doit aussi lutter contre sa tendance naturelle aux compulsions alimentaires, il doit perdre l'habitude de manger à chaque fois qu'il est stressé ou frustré.
Pour cela, il existe une solution incontournable : la répétition. Pas de conditionnement, pas de changement d'habitude sans un travail quotidien, à l'image du pianiste qui répète inlassablement ses gammes.
Chaque situation doit amener le malade à penser à son attitude face à l'alimentation et l'obliger à faire un choix. Ce choix, c'est souvent hésiter entre le plaisir gustatif immédiat et la satisfaction à long terme de voir la maladie reculer.

Et surtout ne jamais culpabiliser car, comme aime le rappeler le Dr Maurice Laroque, spécialiste canadien du comportement alimentaire, « les erreurs sont de merveilleuses opportunités pour s'améliorer ».

Aucun musicien ne peut jouer un concerto de Mozart du premier coup. Il va s'entraîner, répéter, se tromper, recommencer pour parfaire sa réalisation.
Il en est de même en diététique : se donner un but, persévérer et, quoi qu'il arrive, ne pas perdre de vue son objectif : vaincre la maladie et lutter contre la fatalité.

Rester simple

Aucun « régime » ne peut être appliqué s'il est trop compliqué. Il faut changer ses habitudes les unes après les autres, sans vouloir être parfait du premier coup.
Commencer par faire quatre repas équilibrés, supprimer les sucres inutiles et les mauvaises graisses. L'équilibre en micronutriments viendra plus tard, naturellement.

21 jours pour changer

Pour perdre une mauvaise habitude, il faut trois semaines. Faites le test : supprimer le sucre dans le café ou ne plus finir un repas par un dessert. Cela demande beaucoup de volonté mais dans 21 jours, ce sera devenu une habitude, vous vous serez reconditionné. Il ne vous reste plus qu'à lutter contre votre gourmandise naturelle !

AU-DELÀ DE L'ALIMENTATION : LES COMPLÉMENTS

Les micronutriments, trop souvent négligés

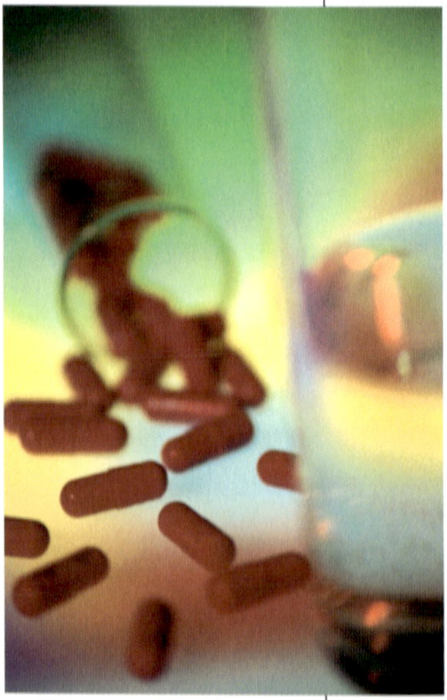

Aujourd'hui, une alimentation équilibrée doit prendre en compte tous les nutriments et en particulier les vitamines et oligo-éléments. Comme il n'est pas question de prendre sa calculatrice à chaque fois qu'on passe à table, la règle sera simple : suivre une alimentation variée et choisir des aliments de haute densité nutritionnelle.

Les micronutriments, ce sont tous ces minéraux, oligo-éléments et vitamines qui n'apportent aucune calorie à l'organisme mais qui sont indispensables à la vie.

Comme nos besoins en micronutriments se chiffrent en milligrammes alors qu'on parle de centaines de grammes de légumes et féculents à consommer chaque jour, le grand public, comme parfois les médecins, négligent d'en compenser les carences.

Les scientifiques ont tendance à penser que tout ce qui n'est pas prouvé n'est pas vrai.
Ainsi, le consensus veut qu'il n'y ait aucune preuve de l'intérêt des suppléments de micronutriments chez le diabétique. Donc elle n'est pas mise en place.

Mais si on regarde d'autres études, nous constatons que :

- Toute personne faisant un régime à moins de 1 800 calories (kcal) par jour aura obligatoirement des déficits en vitamines et minéraux. Or, il est fréquent que le diabétique de type II soit mis au régime à cause de son poids.

- Certaines populations : femmes enceintes, végétariens, personnes âgées, enfants... tirent un bénéfice prouvé d'une supplémentation en micronutriments.

Alors, sauf dans le cas d'un diabétique sans excès de poids et en bonne santé, la consommation de vitamines et oligo-éléments devra être optimisée.

Importance de la diversité alimentaire

Parmi les raisons du fameux French paradox, selon lequel les Français sont moins touchés par les infarctus que leurs voisins qui présentent les mêmes facteurs de risque (cholestérol élevé...), on évoque notre diversité alimentaire. Quand les Américains consomment principalement 25 aliments différents, nous en utilisons 250 et cette diversité permet une plus grande consommation de micronutriments.

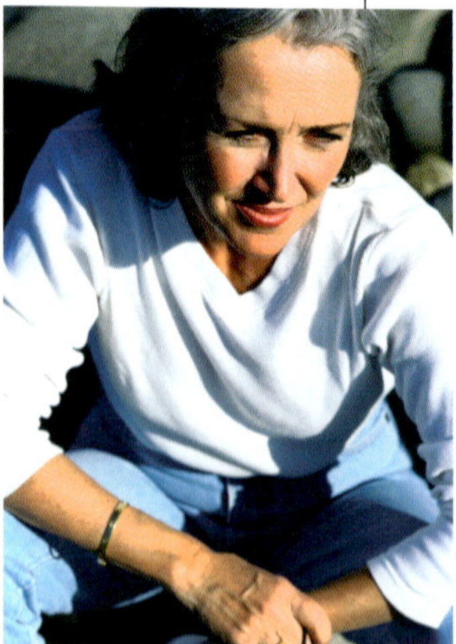

Vitamines : attention aux carences

Les déficits chroniques en vitamines ne sont pas rares. Ils ne peuvent « qu'envenimer » la situation du diabétique.

Il faut rappeler que les vitamines sont de petites molécules que le corps ne sait pas fabriquer (ou en trop faible quantité) et qui sont indispensables à la vie. Si le scorbut (carence en vitamine C) ou le rachitisme (carence en vitamine D) sont exceptionnels dans un pays comme la France, les états de sub-carences ne sont pas rares. Plus d'un tiers des femmes manque de vitamine D, facteur aggravant de l'ostéoporose.

Les personnes âgées sont souvent carencées en vitamine C, situation qui favorise les déficits immunitaires mais aussi les troubles de la dentition. Même des minéraux comme le fer, qui ne sont pourtant pas des « vitamines », sont des éléments essentiels à la vie que nous ne savons pas fabriquer. Notre seul stock de fer est représenté par les globules rouges et une anémie affaiblira tous les tissus en diminuant l'apport en oxygène.
Toutes ces mini-carences s'ajoutent les unes aux autres et finissent par altérer notre santé sans qu'aucune pathologie vraie ne soit dépistée. Chez le diabétique qui est un sujet fragilisé, ces déficits nutritionnels auront encore plus de conséquences néfastes.

Le potassium : carence interdite !

Pour fonctionner et survivre, la cellule doit absorber du potassium qu'elle échange contre du sodium. Dans le diabète, le potassium est un élément important car du sodium entre en même temps que le glucose dans la cellule. Si on manque de potassium, le sodium en excès ne va pas pouvoir ressortir et l'équilibre de la cellule sera perturbé.
Les aliments les plus riches en potassium sont les fruits, les légumes et les céréales complètes. Il est déjà prouvé qu'une consommation accrue de fruits et légumes permet de lutter contre l'hypertension artérielle et que les consommateurs réguliers de céréales complètes ont moins de risque de développer un diabète de type II.
Alors, à vos fourchettes !

Manquez-vous de vitamines et de minéraux ?

Les vitamines et minéraux assurent des fonctions préventives importantes dans le diabète. Il est important de ne pas en manquer. Consultez votre médecin et si vous devez prendre des suppléments, faites-le à dose modérée.

Vitamines et minéraux	Rôle chez le diabétique	Risque de déficit pendant le diabète
Vitamine A (rétinol)	Améliore la cicatrisation	Élevé après une intervention chirurgicale
Vitamine B1 (thiamine)	Prévient les neuropathies Améliore la production d'énergie	Élevé
Vitamine B2 (riboflavine)	Prévient certaines cataractes	Faible à modéré
Vitamine B3 (niacine)	Pourrait prévenir le diabète de l'enfant	Faible à modéré
Vitamine B5 (acide pantothénique)	Lutte contre la fatigue	Modéré à élevé
Vitamine B6 (pyridoxine)	Prévient les neuropathies Prévient les atteintes cardio- et cérébro-vasculaires	Modéré à élevé
Vitamine D (calciférol)	Prévient l'ostéoporose Préviendrait certains cancers (sein, prostate)	Élevé en hiver
Vitamine E (tocophérols, tocotriénols)	Améliore la sensibilité à l'insuline Prévient certaines cataractes Prévient les atteintes cardiovasculaires	Élevé
Magnésium	Améliore la sensibilité à l'insuline Améliore la production d'énergie	Modéré à élevé
Potassium	Prévient l'ostéoporose Prévient les atteintes cardiovasculaires Améliore la production d'énergie	Modéré à élevé
Zinc	Freine le vieillissement général	Modéré à élevé
Sélénium	Freine le vieillissement général	Élevé
Chrome	Améliore la sensibilité à l'insuline	Élevé

Recherche antioxydant désespérément

Les vitamines et minéraux représentent aussi une des principales défenses contre les phénomènes de vieillissement en permettant la lutte contre les fameux « radicaux libres ».

Les antioxydants

Les principaux antioxydants sont : le sélénium (ail), le zinc (fruits de mer), les vitamines E (huiles, oléagineux secs) et C (fruits) et les caroténoïdes (légumes et fruits colorés, légumes verts à feuilles).

Se protéger de la rouille

L'organisme vieillit essentiellement à cause d'un phénomène d'oxydation exactement de la même façon qu'un outil rouille à cause de l'oxydation. Cette oxydation, qu'il s'agisse de la rouille sur un morceau de fer ou des artères durcies par l'athérosclérose, est due à des molécules très agressives que l'on appelle radicaux libres.
Comme ces agresseurs sont liés principalement à la présence d'oxygène, on peut dire que nous vieillissons surtout parce que nous respirons et que nous mangeons. Paradoxalement, la lutte pour la vie nous conduit inexorablement à l'usure et à la mort.

Certaines substances « antioxydantes » vont empêcher les radicaux libres de nous faire rouiller trop vite. Elles sont apportées par l'alimentation (vitamines, minéraux, caroténoïdes et composés phénoliques des végétaux) ou fabriquées par l'organisme (enzymes, acide urique, acide alpha-lipoïque...). Ces antioxydants sont efficaces à condition d'être tous présents dans l'organisme car cette lutte contre

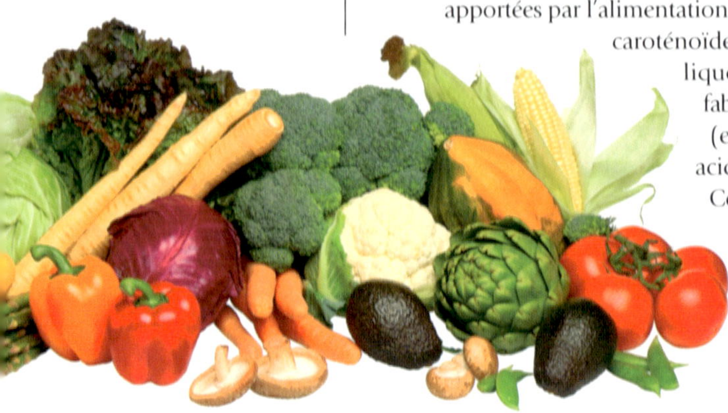

la « rouille » est un phénomène complexe qui nécessite plusieurs étapes et la présence de multiples micronutriments qui agissent en synergie.

Où trouver ces antioxydants ?

Les antioxydants sont présents dans de nombreux aliments, à condition qu'ils soient naturels et frais. Les aliments industriels en sont dépourvus et c'est pour cela qu'on les enrichit en vitamines synthétiques.
Tous les fruits, légumes et crudités sont riches en vitamines et minéraux protecteurs.

Ces antioxydants peuvent être divisés en trois groupes :
• Les vitamines qui sont surtout présentes dans les aliments crus ou cuits à basse température (la vitamine C est la seule qui soit détruite par la chaleur). On les trouvera principalement dans les fruits et les crudités.
• Les minéraux qui ne sont pas sensibles à la chaleur mais partent avec l'eau de cuisson (légumes à l'eau). On les trouve dans tous les végétaux à condition qu'ils soient cultivés sur des terres non appauvries. C'est pourquoi les études ont montré que les aliments biologiques contenaient jusqu'à 10 fois plus de minéraux.
• Les flavonoïdes, présents dans de nombreux légumes et plantes. Je citerais le thé vert, le vin rouge, les simples (herbes et aromates) qui ne doivent pas être oubliés dans un repas équilibré.

En pratique, comment se protéger ?

En mangeant des fruits et légumes tous les jours. En pratique, il faut consommer deux fois par jour des fruits (plutôt en dehors de repas) et des légumes et crudités aux deux repas principaux. Cependant, dans le diabète, il sera souvent utile de prendre un complément de vitamines et minéraux qui peut être prescrit par le médecin (lire p.82).

Petits aliments

Penser aux «petits aliments» satellites du repas pour optimiser votre consommation d'antioxydants :
• du thé vert ou des tisanes tous les jours,
• un verre de vin rouge par jour si on l'apprécie,
• des herbes, condiments et aromates dans nos plats, ce qui évitera les excès de sel,
• 2 cuillères à soupe d'huile (soja, colza, olive en particulier) pour l'apport en acides gras essentiels mais aussi en vitamine E.

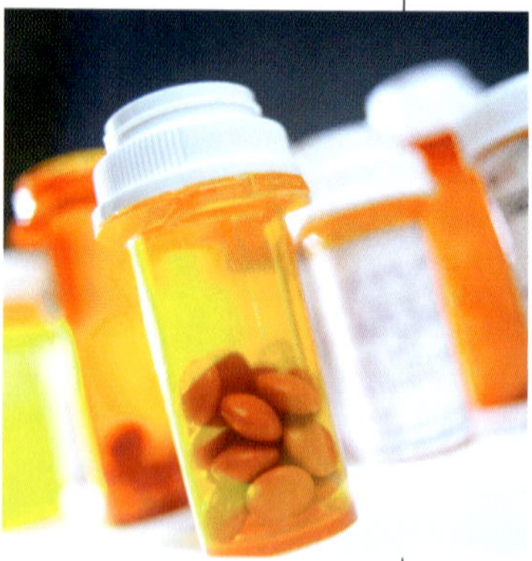

Les compléments alimentaires : indispensables

Pour un patient souffrant d'un diabète, surtout s'il est compliqué, il est difficile de trouver dans son assiette l'ensemble des nutriments qui lui sont nécessaires. De nombreux micronutriments permettent d'améliorer la santé du diabétique et il sera souvent indispensable de les prendre en plus des aliments.

Naturel avant tout

Il y a beaucoup trop de compléments nutritionnels sur le marché. Privilégiez absolument ceux fabriqués à partir de produits naturels. Les vitamines synthétiques sont souvent moins actives ou moins bien absorbées...

Agir sur la maladie diabétique...

Le chrome est un micronutriment peu présent dans notre alimentation et qui joue un rôle important dans l'utilisation des sucres. Il stimule les récepteurs insuliniques, permettant une meilleure action de l'insuline. On peut trouver ce chrome dans plusieurs compléments alimentaires. À côté de cet oligo-élément, les antioxydants seront d'une grande aide pour lutter contre le diabète et ses conséquences. Le zinc, le sélénium et la vitamine E en particulier ont montré leurs effets favorables sur la glycémie et les taux d'hémoglobine glycosylée dans des essais de supplémentation au long cours.

...et sur ses complications

La nutrithérapie qui n'est pas un traitement essentiel du diabète proprement dit, devient indispensable pour la prise en charge de ses complications.
Toutes les complications peuvent bénéficier d'une supplémentation en antioxydants.

- La neuropathie nécessitera un apport élevé en vitamines B.
- Les atteintes artérielles vont bénéficier d'un apport en acides gras essentiels.

- Les capsules d'huile de poisson et d'huile d'onagre ou de bourrache ont largement prouvé leur efficacité dans la prévention des maladies cardio-vasculaires.
- Pour la rétine, les antioxydants sont essentiels mais on insistera sur les compléments à base de caroténoïdes. Il faut éviter ceux qui ne contiennent que du bêta-carotène pour privilégier les extraits naturels riches en lutéine et zéaxanthine qui ont prouvé leur efficacité dans les troubles de la vision.

Aux autres antioxydants de base (vitamines C et E, zinc et sélénium) il faut ajouter prioritairement les flavonoïdes qu'on retrouve dans les extraits de fruits et de plantes : marc de raisin, thé vert, ginkgo biloba, pin maritime... Ces molécules appelées aussi polyphénols ont prouvé leurs effets protecteurs sur de nombreuses maladies dégénératives et en particulier sur les pathologies vasculaires.

Evitez l'auto-prescription

Les publicités sont nombreuses pour nous vanter les propriétés de tel ou tel complément en vente libre. Les médecins formés à la micronutrition sont de plus en plus nombreux. Consultez un spécialiste pour déterminer quelle supplémentation est la plus adaptée à votre cas ou interrogez votre pharmacien.

Mais toujours à partir d'un régime équilibré

La nutrithérapie ou traitement par l'apport de nutriments spécifiques ne peut se passer d'une alimentation équilibrée. Une capsule d'huile contient 500 mg d'acides gras et une gélule, 300 mg de vitamines et minéraux. Ces faibles quantités ne sont efficaces que s'il n'existe pas de grosses carences nutritionnelles liées à une diététique inappropriée.

En bref : ne prenez pas de compléments alimentaires pour compenser une mauvaise alimentation. Ils ne peuvent qu'aider à optimiser les apports en micronutriments dans le but d'aider à la prévention des maladies.

Phytothérapie et diabète

Aucun traitement du diabète ne peut se passer de la diététique. Aucun traitement naturel ne pourra remplacer les anti-diabétiques chimiques. Mais la phytothérapie a sa place dans la prise en charge du diabète, surtout au début de la maladie, avant que le traitement par les médicaments de synthèse ne devienne incontournable.

Les plantes dans le traitement du diabète

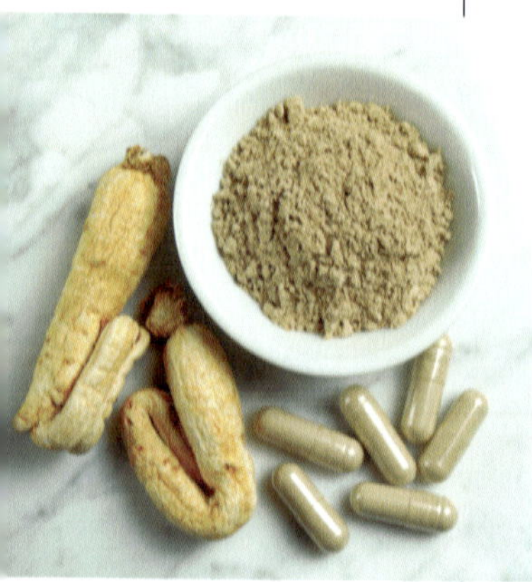

La seule plante ayant prouvé de manière certaine un intérêt dans le diabète est le ginseng. La prise de 1 gramme de ginseng avant le repas permet de réduire significativement la glycémie qui suit le repas. Le ginseng est efficace s'il est pris au maximum 2 heures et au minimum quelques minutes avant le repas. Le plus intéressant est que l'effet du ginseng sur la glycémie n'apparaît que si nous mangeons, évitant, contrairement aux traitements chimiques, les risques d'hypoglycémie.

On pourra essayer ce remède naturel quand le diabète est peu évolué mais mal équilibré par le régime. Dans tous les cas, un avis médical est indispensable.

Une autre catégorie de plantes est utile en cas de diabète : les fibres « thérapeutiques », comme la gomme de Guar, qui ont toutes des propriétés « coupe faim ». La plus étudiée dans le diabète est le glucomannane ou konjac qui est aussi la plante de ce type ayant le meilleur effet satiétogène. L'utilisation du konjac au cours du repas permet de ralentir l'absorption des sucres (comme les fibres des légumes) et limiter le pic d'hyperglycémie post-prandiale. De plus, il aidera à perdre du poids.

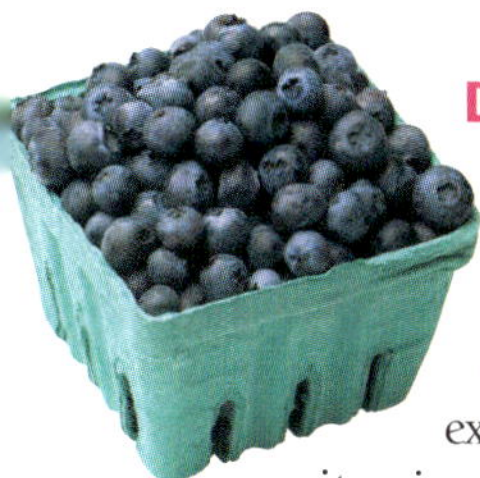

D'autres plantes seront utiles en cas de complications

La première d'entre elles est la myrtille. Les extraits de ce fruit riche en vitamines et flavonoïdes, ont en effet prouvé qu'ils peuvent protéger la rétine. L'utilisation régulière de cet extrait peut aider à retarder les lésions de rétinopathie diabétique en association avec les antioxydants.

Le ginkgo biloba possède trois propriétés intéressantes dans un diabète :
- il est riche en antioxydants qui ralentissent les phénomènes de vieillissement ;
- c'est un protecteur vasculaire utile dans cette maladie très agressive pour les petits vaisseaux ;
- c'est un excellent anti-stress.

Nous pourrions faire une liste plus longue encore de la phytothérapie destinée au diabétique mais deux éléments m'amènent à limiter ici cet exposé :
- aucun traitement, même naturel, ne doit être entrepris sans un avis médical autorisé ;
- l'automédication peut retarder des bilans ou des traitements indispensables à votre santé.

Les médecines naturelles souffrent du manque d'études pour affirmer l'efficacité de telle ou telle plante. Nous nous basons sur des recherches fondamentales et sur l'expérience de nos anciens. Il faut espérer que l'avenir nous apportera des preuves plus nombreuses de l'intérêt de la phytothérapie dans le diabète.

À utiliser avec discernement

Aucune phytothérapie n'a montré qu'elle permettait de traiter un diabète. Aucun traitement chimique ne permet de guérir un diabète. Les plantes peuvent être de précieuses alliées en cas d'intolérance au glucose, de pré-diabète et il faudra y penser avant de passer à un traitement plus fort. Mais ne pensez pas pouvoir remplacer un traitement médicamenteux par un traitement naturel. Ces derniers sont moins puissants et deviennent insuffisants à partir d'un stade avancé de la maladie.

SIMPLIFIEZ-VOUS LA VIE

Nous allons résumer ici tous les conseils développés dans cet ouvrage. Car pour qu'elle soit efficace, l'alimentation du diabétique doit être bien appliquée et pour qu'elle soit bien appliquée il faut qu'elle soit simple.

Les grandes règles

Avant tout, il faut tout faire pour ralentir l'absorption des sucres. Pour cela il faut :

- connaître et choisir les sucres d'index glycémique bas ;
- réduire la quantité globale de sucre consommée ;
- et surtout augmenter la consommation de fibres.

Pour cet apport en fibres mais aussi pour augmenter la consommation de vitamines et minéraux, il suffit de consommer des légumes et / ou crudités aux 2 principaux repas ainsi que des fruits au moins une fois par jour, de préférence en collation.

Chaque jour, on devra avoir 2 repas à base de protéines :

- le midi sera le repas de choix pour une bonne protéine animale (viande, volaille ou poisson) ;
- le repas du matin ou du soir comportera une protéine variée, éventuellement lactée ou végétale.

Réduire au maximum les graisses saturées (viandes rouges et graisses du lait) et privilégier les huiles végétales de bonne qualité est un autre objectif essentiel pour éviter au maximum les complications du diabète. Enfin, préférer faire 4 à 5 repas raisonnables plutôt que 2 gros repas.

Cette alimentation nous amène à privilégier une cuisine méditerranéenne à base d'huile végétale, de fruits et de légumes plutôt qu'une cuisine au beurre riche en féculents et fritures.

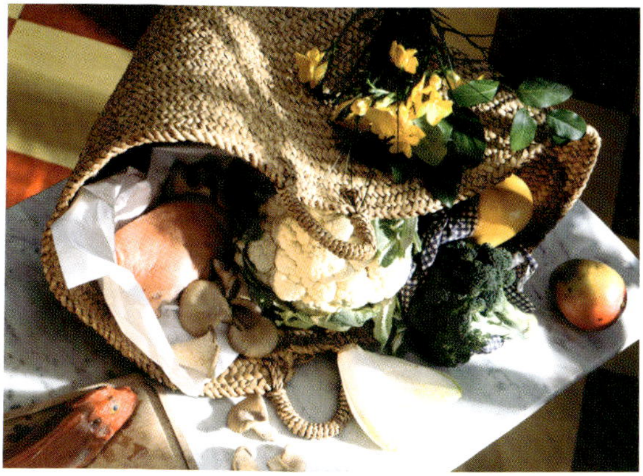

Ce n'est pas un hasard si les régions du Nord ont 8 fois plus d'infarctus que celles du bassin méditerranéen.

Mes conseils personnels

Un diabétique peut manger de tous les aliments, c'est une question de quantité et d'association.
Mais il ne faut pas oublier la gourmandise et la faim. Le sucre appelle le sucre et je pense qu'un diabétique doit tout faire pour se défaire du goût sucré. Il faut perdre l'habitude de sucrer ses aliments et boissons, même avec des édulcorants.

Une fois les grandes règles ci-dessus mises en œuvre, l'idéal est de s'orienter vers une alimentation la plus naturelle et la plus biologique possible. Ce type d'alimentation permet de consommer plus de fibres et plus de vitamines et minéraux, nutriments essentiels pour la santé du diabétique. Fuir les aliments industriels, c'est limiter des excès de sucres et de graisses saturées. C'est aussi éviter tout un ensemble de produits chimiques (pesticides, conservateurs, colorants ...) dont l'innocuité n'est pas prouvée. Être diabétique nécessite une attention quotidienne, des efforts répétés mais le jeu en vaut la chandelle.
Parmi ces efforts, je vous conseille de faire du sport chaque jour. Quinze minutes par jour valent mieux que 2 heures le dimanche. Vous verrez que vous ne pourrez plus vous en passer.

Apprenez à faire vos courses

La seule façon pour suivre les conseils de votre médecin c'est de remplir votre frigo d'aliments autorisés et de ne jamais acheter d'aliments interdits. La tentation deviendrait vite trop grande. Pour cela, ne faites jamais vos courses ventre vide.

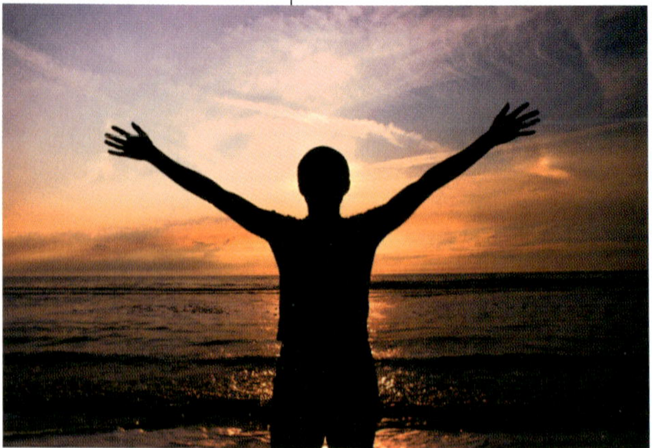

CONCLUSION

L'avenir est entre nos mains. L'espérance de vie augmente régulièrement mais le nombre de malades aussi. C'est à nous de choisir notre destinée car une majorité de maladies sont liées à notre mode de vie. Le diabète en est un des exemples les plus frappants.

À la croisée des chemins

À part le cancer, le diabète peut être impliqué dans les principales causes de mortalités actuelles : maladies cardio-vasculaires, infections, maladies neurologiques ... Diabète et obésité sont liés et à eux deux, ils concernent des millions de personnes en France. Les causes de ces deux fléaux sont les mêmes : erreurs alimentaires et sédentarité. Vous ajoutez à cela le tabac et vous avez l'explication de plus des deux tiers des décès dans les pays industrialisés.

À tous les stades : la prévention

Prendre conscience de sa responsabilité est le premier stade indispensable pour une prévention efficace. Car si le rôle du médecin est de conseiller, de guider, de motiver, le rôle du patient est d'agir. Et aucune action n'est efficace si elle n'est pas consciemment décidée.

Trois situations successives doivent amener à changer son mode de vie.

La recherche progresse

Les scientifiques travaillent à la mise au point d'une insuline efficace par voie orale. Quel progrès ce serait pour des millions de malades obligés de s'injecter plusieurs fois par jour de l'insuline. Mais ces progrès essentiels ne doivent pas faire oublier que l'hygiène de vie peut aussi vous éviter ce traitement par insuline.

• Idéalement, la prévention devra s'appliquer chez toutes les personnes à risque, avant que la maladie n'apparaisse.
• Puis, le dépistage systématique doit permettre de diagnostiquer les intolérances au glucose pour agir avant que le diabète n'apparaisse.
• Une fois la maladie installée, la prévention des complications sera tout aussi importante que le traitement du diabète.

À aucun moment, le médecin ne peut agir seul. Vous devez faire équipe avec votre thérapeute pour influencer favorablement l'évolution de cette affection chronique.

À vous de jouer

C'est difficile de faire un régime ! C'est difficile de se priver des bonnes choses ! Combien de fois ai-je entendu ces remarques auxquelles il n'existe pas de réponses. Car tout est une question de valeurs. Il est difficile également de souffrir, de perdre la vue à cause d'une rétinopathie diabétique, de ne plus pouvoir marcher à cause d'un mal perforant plantaire.
Et sans aller à de tels extrêmes, n'est-il pas difficile de ne pas s'habiller comme on le désire à cause du poids, d'être obligé de prendre des médicaments à vie avec des contrôles sanguins réguliers et d'être obligé de suivre un régime à cause d'une maladie ?

Bien sûr, c'est plus facile à dire qu'à faire mais la balle est dans votre camp car vous êtes le seul à pouvoir décider de votre avenir. Nous ne naissons pas égaux mais nous avons tous nos fragilités. Cet ouvrage ne s'adresse qu'à ceux que la génétique prédispose au diabète et à l'obésité. Cela représente tout de même plus d'un tiers de la population. Alors à vous de jouer, prenez vos responsabilités.
Vous êtes votre meilleur allié, alors évitez de devenir votre pire ennemi !

LEXIQUE

ACUITÉ VISUELLE : c'est la vision qui est mesurée chez l'ophtalmologiste et chiffrée en "dizièmes". Une baisse de l'acuité visuelle peut être due à la myopie, la presbytie mais aussi à une cataracte ou à une atteinte de la rétine comme dans la rétinopathie diabétique.

ADIPOCYTES : cellules graisseuses qui permettent à l'organisme de stocker beaucoup d'énergie sous forme de lipides. Ce sont elles qui sont trop nombreuses et trop pleines de graisses dans l'obésité à cause d'une alimentation trop riche.

ALBUMINE : c'est la principale protéine présente dans le sang. Grosse molécule, elle ne doit pas se retrouver dans les urines, sauf en cas de néphropathie.

ANGIOGRAPHIE : examen permettant de radiographier des vaisseaux. On injecte un produit radio-opaque qui permet de voir le calibre des artères sur un cliché radiographique.

ANTICORPS : c'est une molécule fabriquée par le système immunitaire pour détruire un agresseur comme un microbe.

ANTIOXYDANTS : molécules qui permettent de lutter contre les phénomènes d'oxydation qui sont à l'origine du vieillissement des organes.

ARTÈRES DISTALES : petites artères situées aux extrémités d'un membre.

ARTÉRIOLES : très petites artères.

ARTÉRITE : maladie des artères qui se caractérise par une diminution du calibre, gênant l'écoulement du sang.

ATHÉROME : plaque qui se développe dans l'artère. L'athérome est un élément de l'artérite. Il est constitué d'un caillot calcifié et riche en cholestérol.

AUTO-IMMUNE (MALADIE) : maladie du système immunitaire caractérisée par la production d'auto-anticorps qui détruisent certains de nos organes comme les articulations dans la polyarthrite ou le pancréas dans le diabète de type I.

CHAMP VISUEL : il définit l'espace vu par l'œil quand il est fixe. Il est altéré quand on perd une partie de sa vision périphérique.

CHARGE GLYCÉMIQUE : c'est la multiplication de l'index glycémique par la teneur en glucides de l'aliment. Il reflète à la fois la quantité de sucre pénétrant dans le sang et la rapidité de cette pénétration.

DID : diabète insulino-dépendant ou diabète de type I (Voir page 13).

DNID : diabète non insulino-dépendant (Voir page 13).

DYSLIPIDÉMIE : trouble de l'équilibre en lipides du sang. La dyslipidémie concerne en particulier toutes les anomalies du cholestérol.

FLAVONOÏDES : molécules présentes dans de nombreux végétaux et possédant des propriétés antioxydantes.

FOND D'ŒIL : examen qui permet de voir la rétine.

GESTATIONNEL : qui est en relation avec la grossesse.

GLUCAGON : hormone sécrétée par le pancréas et qui possède un effet contraire à l'insuline : elle entraîne la fabrication de glucose à partir des graisses pour augmenter la glycémie.

GLUCO-DÉPENDANT (ORGANE) : organe qui ne peut survivre sans la présence de glucose.

GLYCÉMIE : taux de sucre dans le sang.

GLYCOSURIE : présence de glucose dans les urines, ce qui est anormal.

HDL (HIGH DENSITY LIPOPROTEIN) : protéine qui transporte le cholestérol vers le foie pour favoriser son élimination. On l'appelle communément le "bon cholestérol".

HGPO (HYPERGLYCÉMIE PROVOQUÉE PER OS) : test qui consiste à faire prendre par la bouche (per os) une quantité fixe de glucose et à suivre l'évolution de la glycémie.

HYGIÉNO-DIÉTÉTIQUE : ensemble des règles d'hygiène et de diététique qui permettent d'améliorer la santé (alimentation équilibrée, sport, absence de tabac, sommeil régulier ...).

HYPERALGIQUE : très douloureux.

HYPERCHOLESTÉROLÉMIE : taux trop élevé de cholestérol dans le sang.

HYPERGLYCÉMIE : taux trop élevé de sucre dans le sang.

ILOTS DE LANGERHANS : cellules du pancréas qui sécrètent l'insuline.

IMC (INDEX DE MASSE CORPORELLE) : c'est l'index d'obésité.

INDEX CHIMIQUE : il reflète la qualité d'une protéine en fonction de sa teneur équilibrée ou non en acides aminés essentiels.

INDEX GLYCÉMIQUE : il reflète la rapidité de pénétration du sucre d'un aliment donné dans le sang.

INSUFFISANCE RÉNALE : c'est la perte de fonction rénale, c'est-à-dire la mauvaise filtration du sang et une mauvaise élimination des déchets.

INSULINE : hormone sécrétée par le pancréas qui permet de faire baisser la glycémie en faisant rentrer le sucre dans les cellules.

LDL (LOW DENSITY LIPOPROTEIN) : c'est une molécule qui transporte le cholestérol vers les artères. On l'appelle souvent le "mauvais cholestérol".

MÉTABOLISME : ensemble des réactions chimiques du corps.

MÉTABOLISME LIPIDIQUE : ensemble des réactions chimiques concernant les lipides à l'intérieur de l'organisme (fabrication ou dégradation des molécules comme le cholestérol, le HDL, les triglycérides ...).

MICROALBUMINURIE : c'est le dosage de très faibles quantités d'albumine dans les urines, indétectables par les méthodes conventionnelles et nécessitant une technique particulière. Ce dosage permet de faire un dépistage plus précoce d'une anomalie rénale.

MICROANGIOPATHIE : maladie qui touche les petits vaisseaux (capillaires, vaisseaux de la rétine ou du rein) à l'opposé de l'hypertension ou de l'artérite qui touche les gros vaisseaux.

MICRONUTRIMENTS : ce sont les aliments dont nous avons besoin en petite quantité (vitamines, oligo-éléments) à l'opposé des macronutriments que sont les sucres ou les protéines.

MYCOSE : maladie liée à une infection par un champignon (souvent cutanée).

NÉO-VAISSEAU : vaisseau nouvellement formé, souvent du fait d'une maladie ou d'une atteinte des vaisseaux existants.

NÉPHROPATHIE : maladie du rein.

NEUROPATHIE : maladie de nerf (sensitif ou moteur).

NÉVRALGIES : douleur du nerf.

NUTRITHÉRAPIE : traitement par les micronutriments.

PARESTHÉSIE : sensibilité anormale, bizarre ou diminuée, traduisant une atteinte d'un nerf.

POLYDIPSIE : le fait d'avoir soif de façon anormale. Dans ce cas, la personne peut boire de 5 à 10 litres par jour en dehors de tout effort physique.

POLYGÉNIQUE : faisant intervenir plusieurs gènes à l'opposé d'une maladie comme l'hémophilie qui ne fait intervenir qu'un seul gène.

POLYPHÉNOLS : molécules présentes dans de nombreuses plantes et possédant des propriétés antioxydantes.

POLYURIE : le fait d'uriner de grandes quantités.

POST PRANDIALE : après le repas.

RADICAUX LIBRES : molécules possédant un électron libre et ayant ainsi des propriétés oxydantes, c'est-à-dire agressives pour d'autres molécules.

RÉGIME HYPERPROTÉINÉ : régime basé sur une alimentation beaucoup plus riche en protéines et en général très pauvre en glucides.

RÉGIME HYPOCALORIQUE : régime basé sur le principe d'une réduction de consommation des calories globales et surtout des graisses.

RÉTINOPATHIE : maladie de la rétine.

STÉNOSES : obstruction d'un vaisseau.

TRIGLYCÉRIDES : molécules de stockage et de transport des graisses dans l'organisme. Elles sont constituées d'une molécule de glycérol et de trois molécules d'acides gras.

TYPAGE HLA : examen sanguin permettant de déterminer des prédispositions à des maladies touchant le système immunitaire.

BIBLIOGRAPHIE

Ford E.S. : *Prevalence of the metabolic syndrome among US adults : findings from the third National Health and Nutrition Examination Survey.* JAMA 2002, 287 : 356-359.

Drake A. J. : *Type 2 diabetes in obese white children.* Archives of Disease in Childhood 2002, 86 : 207-208.

Meisinger C. : *Facteurs de risque de diabète de type 2 : des différences selon le sexe.* Arch Intern Med 2002, 162 : 82-89.

Smith N. L. : *La glycémie 2 heures après charge en glucose a une meilleure valeur prédictive du risque d´événements cardiovasculaires chez le sujet âgé que la glycémie à jeun.* Arch Intern Med 2002, 162 : 209-216.

Rowland Yeo K. : *Lipid lowering in patients with diabetes mellitus: what coronary heart disease risk threshold should be used ?* Heart 2002, 87 : 423-427.

Van Dam R.M. : *Dietary patterns and risk for type 2 diabetes mellitus in U.S. men.* Ann Intern Med 2002, 136 : 201-209.

Diabetic nephropathy : *recommendations of the American Diabetes Association.* Diabetes Care 2002 ; 25 suppl 1 : S85-S89.

Monnier L. : *Nutrition et diabète.* " Diab. Metab. ". 1995, 21 : 207-216.

American Diabetes Association : *Detection and management of lipid disorders in diabetes.* Diabetes Care 1993, 16 : 828-834.

Prevention of coronary heart disease : *scientific background and new clinical guidelines.* Nutr Metab Cardiovasc Dis 1992, 2 : 113-156.

Ziegler O. : *Lipoprotein and diabetes* In : Tchobroutsky G., Slama G., Assan R., Freychet P., Pradel editors. *Vascular complications of diabetes,* Paris, 1994.

Sotaniemi E. A. : *Ginseng therapy in non-insulin-dependent diabetic patients.* Diabetes Care, 1995, 18(10) : 1373-1375.

Vuksan V. : *Similar postprandial glycemic reductions with escalation of dose and administration time of American ginseng in type 2 diabetes.* Diabetes Care 2000, 23(9) : 1221-1226.

Poppitt S. D. : *Long-term effects of ad libitum low-fat, high-carbohydrate diets on body weight and serum lipids in overweight subjects with metabolic syndrome.* Am J Clin Nutr 2002, 75 (1) : 11-20.

Tuomilehto J. : *T: Prevention of type 2 diabetes mellitus by changes in lifestyle among subjects with impaired glucose tolerance.* N Engl J Med. 2001, 344(18) : 1343-1350.

Reduction in the incidence of type 2 diabetes with lifestyle intervention or metformine Diabetes Prevention Program Research Group. N Engl J Med. 2001, 346(6) : 393-403.

Franz M. J. : *Evidence-based nutrition principles and recommendations for the treatment and prevention of diabetes and related complications.* Diabetes Care 2002, 25 : 148-198.

Aubert R. : *Le nombre des diabétiques aura doublé en 2015. 57e congrès de l'Association américaine de diabétologie.* Quotidien du médecin N° 6095 du jeudi 26 juin 1997.

Grimaldi A. : *Le diabète de type 2 : quelle stratégie thérapeutique ?* Presse Med 2001, 30(6) : 288-297.

Ménat. É. : *Dictionnaire pratique de la diététique.* Editions Jacques Grancher, 1998.

Ménat. É. : *Vaincre le cholestérol.* Editions Jacques Grancher, 2004.

Sites Internet autour du diabète

http://www.alfediam.org/

http://www.diabetenet.com

http://www.diabsurf.com

http://afd.asso.fr

http://care.diabetesjournals.org/

http://www.diabetesmetabolism.org/

http://www.med.univ-tours.fr/fmc/Pages/disciplines/diabeto.html

http://diabete2.free.fr/Epidemio.htm

http://www.nutrinov.com

http://www.anaes.fr

Dans la collection "C'est naturel, c'est ma santé" :

- *Asthme sous contrôle*
- *Cuisson et santé*
- *Dites non au cholestérol*
- *Docteur, c'est la prostate ?*
- *Éliminez le sel, retrouvez la forme !*
- *Ginseng : mille ans de bienfaits*
- *H5N1 La grippe aviaire*
- *Je nourris mon enfant*
- *La nouvelle ménopause*
- *La nouvelle minceur*
- *La vérité sur les vaccins*
- *Le chocolat, du plaisir à la santé*
- *Le guide pratique des vitamines*
- *Le pouvoir des Oméga-3*
- *Le sommeil retrouvé*
- *Le syndrome XXL*
- *Les bobos de vos enfants*
- *Les bons sucres pour maigrir*
- *Les miracles du soja*
- *Le mal de dos, c'est fini*
- *Les nouvelles plantes qui soignent*
- *Les plantes du bonheur*
- *Les remèdes de la ruche*
- *Les secrets de santé des antioxydants*
- *Les secrets de santé du thé*
- *L'olivier, trésor de santé*
- *Maigrir après 40 ans*
- *Maigrir selon vos hormones*
- *Mémoire totale*
- *Millepertuis : antidépresseur naturel*
- *Plus jamais fatigué !*
- *Programme jambes légères*
- *Programme jeunesse*
- *Rhumatismes : votre ordonnance naturelle*
- *Stress contrôle*
- *Une grossesse heureuse*
- *Une peau zéro défaut*
- *Vaincre l'allergie*
- *Victoire sur l'arthrose*
- *Vivre avec un enfant hyperactif*
- *Votre santé par les huiles essentielles*
- *Votre santé par les plantes*